凤凰医学
Phoenix MedPub

专科护理
临床指引

老年及康复分册

主　编：霍孝蓉

副主编：刘世晴　莫永珍

U0247825

江苏凤凰科学技术出版社

—— 南京 ——

图书在版编目（ＣＩＰ）数据

专科护理临床指引. 老年及康复分册 / 霍孝蓉主编. -- 南京：江苏凤凰科学技术出版社, 2020.10
ISBN 978-7-5713-0681-6

Ⅰ.①专… Ⅱ.①霍… Ⅲ.①老年病—康复—护理学 Ⅳ.①R47

中国版本图书馆CIP数据核字(2019)第277488号

专科护理临床指引——老年及康复分册

主　　　编	霍孝蓉	
责 任 编 辑	钱新艳	
助 理 编 辑	杨　卿	
责 任 校 对	杜秋宁	
责 任 监 制	刘文洋	

出 版 发 行	江苏凤凰科学技术出版社
出版社地址	南京市湖南路1号A楼，邮编：210009
出版社网址	http://www.pspress.cn
印　　　刷	江苏苏中印刷有限公司

开　　　本	787mm×1092mm　1/16
印　　　张	14.75
字　　　数	200 000
版　　　次	2020年10月第1版
印　　　次	2020年10月第1次印刷

标 准 书 号	ISBN 978-7-5713-0681-6
定　　　价	58.00元

图书如有印装质量问题，可随时向我社出版科调换。

专科护理临床指引 老年及康复分册

主　编　霍孝蓉 （江苏省护理学会）

副主编　刘世晴 （南京医科大学附属老年医院）
　　　　　莫永珍 （南京医科大学附属老年医院）

编　者　（按姓氏笔画排序）
　　　　　丁　慧 （南京医科大学第一附属医院）
　　　　　王　洁 （南京医科大学附属老年医院）
　　　　　王　红 （江苏省卫生健康委员会）
　　　　　孙翠华 （江苏省护理学会）
　　　　　巫海娣 （南京医科大学附属老年医院）
　　　　　吴玲玲 （盐城市第一人民医院）
　　　　　吴金凤 （南京医科大学第一附属医院）
　　　　　张玉玺 （南京医科大学第一附属医院）
　　　　　张海云 （连云港市东方医院）
　　　　　季梅丽 （南京市第一医院）
　　　　　黄绍春 （南京脑科医院）
　　　　　梅克文 （南京医科大学第一附属医院）
　　　　　董景文 （南京医科大学附属老年医院）
　　　　　蔡崔春 （南京医科大学附属老年医院）

编写秘书　吴　静 （江苏省护理学会）

序

随着医疗水平的不断提高和诊疗技术的快速进步，近年来专科护理发展日益加速，新理念、新技术和新方法不断涌现。为进一步提升护理质量，为患者提供更加优质、高效的护理服务，临床护士要紧跟学科发展，不断学习前沿的护理理念和技术。

为方便广大临床护士快速了解和学习相关知识，江苏省护理学会汇集护理专家力量，自 2018 年陆续出版《专科护理临床指引——内、外科分册》、《专科护理临床指引——妇、产、儿科分册》、《专科护理临床指引——急诊、重症分册》和《专科护理临床指引——老年及康复分册》，顺应了当前大卫生、大健康的发展趋势，为护理人员提供了较新的信息与指导。

在本书的编写过程中，各位专家在检索和参照国内外最新指南和文献的基础上，以问题为导向，突出了专业特色，从护理评估、处理措施和效果评价三方面系统全面地介绍了临床常见专科护理问题。同时，还专门增设了拓展模块，对于临床中先进的护理理念和评估方法进行详细阐述，并提供了相应的链接或参考文献，以供广大读者拓展学习，也使本书在内容和形式上充分体现了科学性、先进性和实用性。

相信此系列书籍能够成为广大临床护士的良师益友。也期望广大护士们以读物为载体，进一步拓展专业视野、更新护理观念、创新护理技术，为推动我国专科护理的发展做出更大的贡献！

中华护理学会理事长 吴欣娟

前言

护理学作为一级学科以来，如何建立起相应的科学知识体系，确立二级学科，配套专科护理理论与技能，培养一批专业骨干人才等，都是当今护理事业发展的主要任务，也是一级学科名副其实的需要。

江苏省自 2003 年启动专科护士培训以来，在 16 个专业方向培养了一批专科护理骨干。他们在临床实践中运用所学专业知识和技能为患者解决临床护理问题，并不断更新完善，以适应日新月异的医疗技术发展。在此基础上，我们萌发了编写一本临床一线护理人员在专科护理实践中可以参考的专业化指南书籍的想法。

本书内容具备如下特点：

1. 专业性——突出护理、强化护理，以护理为主线，运用护理程序，推出护理措施。用相关知识理论为其解析。

2. 先进性——呈现在拓展、链接等板块中的理念、方法、标准等都引用了当前最新、最前沿的指南、指引、规范等文献，充分体现了其先进性。

3. 务实性——书中所列疾病以及护理技术，不求大而全，力求常用、实用。传统的、基础的内容不一一举出，而知识点又不局限于书本，有了一些延伸和拓宽，对高年资专科护士更具启发与指引。

该书不仅是专科护士的临床用书，也可作为护理院校的临床教学参考书。同时，在规范化培训完成后，护士进入各专科时，无疑能作为很好的学习参考书籍。

作为编者，我们当然奢望自身的勤奋与努力能赢得同道们的认可和肯定，但因水平、学识的局限，不免挂一漏万。因此，恳望读者们能不吝赐教，使我们在编写过程中不断地改进、完善，在我们学科前进的道路上留下一些宝贵的痕迹与记忆。

江苏省护理学会理事长　霍孝蓉

目录 Content

老年综合征护理

老年慢病护理

老年急重症护理

康复护理篇

老年综合评估技术

一、如何以多维度对老年患者进行综合评估?

【关键词】

老年综合评估

【评估】

1. 一般医学评估:包括各专科的病史、症状、体征、并发症及检查。

2. 躯体功能评估:包括自理能力、运动功能、平衡功能、步态评估、吞咽功能、视听功能及感觉功能。

3. 精神心理状况评估:包括认知功能及心理状态(焦虑、抑郁、谵妄等)。

4. 社会经济状况评估:包括生活环境、老年角色与角色适应、老年文化、老年虐待、老年照护者及老年经济状况。

5. 生活质量评估:包括幸福程度量表(MUNSH)、简明健康问卷(SF36)及能训五维健康量表(EQSD)。

6. 老年综合征评估:包括跌倒、尿失禁、疼痛、失眠、压疮、营养不良及多重用药等。

根据评估者资质、评估时间、被评估者所处环境和疾病等基础状态的不同,老年综合评估的侧重点有所不同。

【拓展】

老年综合评估的定义

老年综合评估(comprehensive geriatric assessment, CGA)是指采用多学科方法评估老年人的躯体情况、功能状态、心理健康和社会环境状况等,并据此制订以维持及改善老年人健康和功能状态为目的的治疗计划,最大程度地提高老年人的生活质量。老年综合评估是现代老年医学的核心技术之一,是筛查老年综合征的有效手段。

知识点链接

[1] 陈旭娇，严静，王建业，等 . 老年综合评估技术应用中国专家共识 [J]. 中华老年医学杂志，2017,36(5)：471-477.

[2] 胡亦新，余小平 . 中国老年医疗照护技能篇 (常见疾病和老年综合征)[M]. 北京：人民卫生出版社，2017.

二、老年人日常生活活动能力评估包括哪几个层次?

【 关键词 】

日常生活活动能力

【 评估 】

老年人日常生活活动能力评估包括基本日常生活活动能力（basic activities of daily living, BADL）和工具性日常生活活动能力（instrumental activities of daily living, IADL）。

1. BADL 评估：包括生活自理活动和开展功能性活动的能力，可通过直接观察或间接询问的方式进行评估。评估内容包括 10 项：进食、沐浴、修饰、穿衣、大便控制、小便控制、如厕、床椅转移、平地行走及上下楼梯。BADL 评定方法中临床应用最广、研究最多、信度最高的是巴氏指数（Barthel index, BI）量表。

2. IADL 评估：包括购物、使用交通工具、使用电话、做家务等完成家庭生活的能力。Lawton 量表广泛用于 IADL 的评估。

【 拓展 】

BADL评估注意事项

1. 评估从简单项目开始，逐渐过渡至较复杂的困难项目。

2. 以直接观察法为主，评估不便完成或较难控制动作时，可询问患者或家属。

3. 评估患者的真实能力，应记录"患者能做什么"，无需他人帮助，可使用辅助器完成的动作仍属患者自理。

巴氏指数量表

项目	评分	得分
大便	0=失禁 5=偶尔失禁（1次/周）10=能控制	
小便	0=失禁 5=偶尔失禁（<1次/天）10=能控制	
修饰	0=需帮助 5=独立刷牙、洗脸、梳头、剃须	
如厕	0=依赖他人 5=需部分帮助 10=自理	
吃饭	0=依赖他人 5=需部分帮助（盛饭、夹菜）10=完全自理	
移动	0=完全依赖，不能坐 5=需大量帮助（2人），能坐 10=需少量帮助（1人）或指导 15=自理	
步行	0=不能动 5=在轮椅上独立行动 10=需1人帮助步行（体力或语言指导）15=独自步行（可用辅助工具）	
穿衣	0=依赖他人 5=需部分帮助 10=自理（系、开纽扣和拉链，穿鞋等）	
上楼梯	0=不能 5=需帮助（体力或语言指导） 10=自理（包括使用辅助器）	
洗澡	0=依赖他人 5=自理	
	总分	

结果评定：

<20分：生活完全需要依赖他人，极严重的功能缺陷；20~40分：大部分生活需要帮助；40~60分：生活需要帮助；60~100分：生活基本可以自理

知识点链接

[1] 陈旭娇，严静，王建业，等．老年综合评估技术应用中国专家共识 [J]. 中华老年医学杂志,2017,36(5)：471-477.

[2] 胡亦新，余小平．中国老年医疗照护技能篇(常见疾病和老年综合征)[M]. 北京：人民卫生出版社,2017.

三、如何快速识别老年患者的视听力障碍?

【 关键词 】

视力障碍；听力障碍

【 评估 】

1. 视力障碍快速识别：询问患者有无视力障碍病史及配镜史。指导受试者阅读报纸标题和文字进行简单初评，使用视力评估筛查表初筛有无视力障碍。也可用 Snellen 视力表评估，若好眼最佳矫正视力为 0.05~0.30，即为低视力。

视力评估筛查表

序号	筛查项目	评分方法	得分
1	目前您阅读、行走和看电视时觉得吃力吗?	0=是 1=否	
2	目前您看东西时觉得有东西遮挡或视物有缺损吗?	0=是 1=否	
3	目前您看东西时视物有变形和扭曲吗?	0=是 1=否	
总分			

结果判定标准：≤ 1 分，视力差；2 分，视力较差；3 分，视力良好

2.听力障碍快速识别：检查受试者外耳道，排除耳垢阻塞或中耳炎，询问听力障碍病史、是否戴助听器。评估双耳听力障碍情况，可站在受试者后方15cm处，气音说出几个字，若受试者不能重复说出一半以上的字时，则表示可能有听力方面的问题。也可以使用听力评估筛查表。

听力评估筛查表

序号	筛查项目	评分方法	得分
1	是不是别人总抱怨您把电视机或收音机的声音开得太大？	0=是 1=否	
2	是不是经常需要别人重复所说的话？	0=是 1=否	
3	是不是感到接听电话有困难？	0=是 1=否	
总分			

结果判定标准：≤1分，听力差；2分，听力较差；3分，听力良好

知识点链接

陈旭娇,严静,王建业,等.老年综合评估技术应用中国专家共识[J].中华老年医学杂志,2017,36(5)：471-477.

四、对老年患者如何进行认知障碍的初筛？

【关键词】

认知障碍；筛查

【评估】

老年人认知障碍包括轻度认知功能障碍（mild cognitive impairment, MCI）和痴呆。2001年指南推荐简易智力状态检查量表（MMSE）用于可疑认知障碍患者的筛查，对痴呆患者进一步筛查时，还应进行针对特定认知域损害的评估（如画钟试验等）。

简易智力状态检查量表

检查的功能项目	序号	评估项目	评分方法	得分
时间定向力	1	今年是哪一年？	答对给1分，答错或拒答为0分	
	2	现在是什么季节？	同上	
	3	现在是几月份？	同上	
	4	今天是几号？	同上	
	5	今天是星期几？	同上	
地点定向力	6	这是什么城市？	同上	
	7	这是什么城区？	同上	
	8	这是什么医院？	同上	
	9	这是第几层楼？	同上	
	10	这是什么地方？（地址、门牌号）	同上	
记忆力	现在我告诉您三种东西的名称，我说完后请您重复一遍。请您记住这三种东西：树木、钟表、汽车，过一会儿我还要问您(请您说清楚，每种东西1秒钟)			
	11	复述：树木	同上	
	12	复述：钟表	同上	
	13	复述：汽车	同上	
注意力和计算力	现在请您算一算，从100中减去7，然后从所得的数算下去，请您将每减一个7后的答案告诉我，直到我说"停"为止			
	14	计算100-7	答93给1分，否则为0分	
	15	计算93-7	答86给1分，否则为0分	
	16	计算86-7	答79给1分，否则为0分	
	17	计算79-7	答72给1分，否则为0分	
	18	计算72-7	答65给1分，否则为0分	
	如前一项计算错误，但在错误得数的基础上减7正确者仍给相应得分			
回忆力	现在请您说出刚才我让您记住的是哪三种东西？			
	19	回忆：树木	答对给1分，答错或拒答为0分	
	20	回忆：钟表	同上	
	21	回忆：汽车	同上	

续表

检查的功能项目	序号	评估项目	评分方法	得分
语言能力	22	检查者出示手表问患者"这是什么？"	同上	
	23	检查者出示铅笔问患者"这是什么？"	同上	
	24	请您跟我说"44只石狮子"	能正确说出给1分，否则为0分	
	25	检查者给受试者一张卡片，上面写着"请闭上您的眼睛"。请您念一念这句话，并按上面的意思去做	能正确说出并能做到给1分；不能正确说出，也不能做到为0分	
	我给您一张纸，请您按我说的去做。现在开始，用右手拿着这张纸，用两只手把它对折起来，然后将它放在您的左腿上			
	26	用右手拿着这张纸	正确给1分，错误为0分	
	27	用两只手将纸对折	正确给1分，错误为0分	
	28	将纸放在左腿上	正确给1分，错误为0分	
	29	请您写一个完整的句子	能正确写出给1分，否则为0分	
	30	请您照着下面图案的样子把它画下来：	正确给1分，错误为0分	
总分				

总分范围为0~30分,智力正常与不正常的分界值与受教育程度有关：文盲(未受教育)组为17分；小学(受教育年限≤6年)组为20分；中学或以上(受教育年限>6年)组为24分。分界值以下为有认知功能障碍,分界值以上为智力正常

评估时应注意：①保证室内安静、通风、舒适、光线良好。②室内一般只有主试者和受试者两人,在病床旁要注意避免他人的干扰。③态度和蔼、语气温和。④使用统一的指导语,主试者使用的语言应能让受试者充分理解。要避免超过指导语和规定内容的暗示,减少应该告知受试者的信息。⑤评估不限时,可计时。⑥言语障碍、情绪激动欠合作、视力和听力严重受损、手不灵活者不适宜进行该评估。

【拓展】

轻度认知功能障碍的定义

轻度认知功能障碍是指记忆力或其他认知功能进行性减退,但不影响日常生活能力,且未达到痴呆的诊断标准。轻度认知功能障碍患者可进展为痴呆。

知识点链接

[1] 中国痴呆与认知障碍诊治指南写作组,中国医师协会神经内科医师分会认知障碍疾病专业委员会.2018 中国痴呆与认知障碍诊治指南(五):轻度认知障碍的诊断与治疗 [J].中华医学杂志,2018,98(17):1294-1301.

[2] 陈旭娇,严静,王建业,等.老年综合评估技术应用中国专家共识 [J].中华老年医学杂志,2017,36(5):471-477.

[3] PETERSEN R C,STEVENS J C,GANGULI M,et al. Practice parameter:early detection of dementia:mild cognitive impairment(an evidence-based review).Report of the Quality Standards Subcommittee of the American Academy of Neurology[J]. Neurology,2001,56(9):1133-1142.

五、如何对老年患者进行营养状况评估?

【关键词】

营养状况

【评估】

营养对维持健康有着非常重要的作用。合理的营养摄入有助于改善老年人的临床功能,减少并发症和死亡率。老年住院患者中营养不良的发生率高达 62%,因此,评估和监测老年人的营养状况非常重要。适用于老年患者的营养筛查工具主要有微型营养评定简表和营养风险筛查 2002,后者适用于老年住院患者。

1. 微型营养评定简表（mini-nutritional assessment short-form, MNA-SF）简单、敏感度及特异度好、指标容易测量，是老年人营养不良的初筛工具，包括6方面内容：① BMI<23；②最近体重下降 >lkg；③急性疾病或应激；④卧床与否；⑤痴呆或抑郁；⑥食欲下降或进食困难。总分为 14 分，总分 ≥ 12 分为正常或无营养风险；总分 <12 分表示存在营养风险，需要使用完整版 MNA。

微型营养评定量表（MNA）

筛选
A. 过去3个月内有没有因为食欲不振、消化问题、咀嚼或吞咽困难而减少食量？ 0=食量严重减少　　1=食量中度减少　　2=食量没有改变　　　　　（　）
B. 过去3个月内体重下降的情况 0=体重下降>3kg　　1=不知道　　2=体重下降1~3kg　　3=体重没有下降　　（　）
C. 活动能力 0=需长期卧床或坐轮椅　1=可以下床或离开轮椅，但不能外出　2=可以外出　（　）
D. 过去3个月内是否受到心理创伤或患上急性疾病？ 0=是　　　　　　　　　1=否　　　　　　　　　　　（　）
E. 精神心理问题 0=严重痴呆或抑郁　　　1=轻度痴呆　　　2=没有精神心理问题　　　（　）
F. 体重指数（BMI） 0=BMI<19kg/m^2　1=BMI 19~20kg/m^2　2=BMI 21~23kg/m^2　3=BMI>23kg/m^2（　）
G. 小腿围（cc） 0=cc < 31cm　　　　　　　　1=cc≥31cm　　　　　　（　）
筛选分数（最高14分） 12~14分：正常营养状况 8~11分：有营养不良的风险 0~7分：营养不良 如需要做深入营养评估，请继续完成问题H-S

续表

评估
H. 是否具备独立生活能力？
0=否　　　　　　　　　　1=是　　　　　　　　　　（　　）
I. 每天是否服用3种以上的处方药物？
0=是　　　　　　　　　　1=否　　　　　　　　　　（　　）
J. 是否有压疮或皮肤溃疡？
0=是　　　　　　　　　　1=否　　　　　　　　　　（　　）
K. 每天吃多少次主餐？
0=1餐　　　　　1=2餐　　　　　2=3餐　　　（　　）
L. 蛋白质摄取量指标： 每天进食至少1份乳制品（牛奶、芝士或乳酪）　　是（　　）　　否（　　） 每周进食2份以上干豆类或蛋类食物　　是（　　）　　否（　　） 每天均进食肉类、鱼类或家禽类食物　　是（　　）　　否（　　） 0=0或1份（是） 0.5=2份（是） 1=3份（是）
M. 每天是否进食2份或以上水果或蔬菜？
0=否　　　　　　　　　　1=是　　　　　　　　　（　　）
N. 每天的饮水量（水、果汁、咖啡、茶、牛奶等） 0=少于3杯　　　0.5=3~5杯　　　1=多于5杯　　　（　　）
O. 进食模式 0=需辅助才能进食　　1=能自行进食但稍有困难　　2=能自行进食　　（　　）
P. 自我评估营养状况 0=自觉营养不良　　1=不清楚自己的营养状况　　2=自觉没有营养问题　　（　　）
Q. 与同龄人相比，如何评价自己的健康状况？ 0=比同龄人差　　0.5=不知道　　1=和同龄人一样　　2=比同龄人好　　（　　）
R. 上臂中点臂围（MAC） 0=MAC＜21cm　　0.5=21cm≤MAC＜22cm　　1=MAC≥22cm　　（　　）

续表

S. 小腿围 0=cc＜31cm　　　　　1=cc≥31cm	（　）
评估分数（最高16分）	
总评估分数（最高30分）	
营养不良指标值： 总评估分数24~30分：正常营养状况 总评估分数17~23.5分：有营养不良的风险 总评估分数＜17分：营养不良	

2. 营养风险筛查 2002（nutritional risk screening 2002，NRS 2002）是住院患者营养风险筛查的首选工具，包括 4 方面评估内容：人体测量、近期体重变化、膳食摄入情况和疾病严重程度。总评分为营养状况评分、疾病严重程度评分和年龄调整评分 3 部分之和。若受试对象为 70 岁以上，则总分再加 1 分。适用对象应在入院 24 小时内完成评估。若首次筛查 NRS 2002 评分 <3 分，则入院 1 周后复评；若 NRS 2002 评分 ≥ 3 分，则存在营养不良或营养风险。

住院患者营养风险筛查2002评估

一、患者资料			
身高（cm）		体重（kg）	
体重指数（kg/m²）		蛋白质（g/L）	
血压（mmHg）		临床诊断	
二、疾病状态			
疾病状态		评分	得分
骨盆骨折或者慢性病患者合并有以下疾病：肝硬化、慢性阻塞性肺疾病、长期血液透析、糖尿病、肿瘤		1	
腹部重大手术、卒中、重症肺炎、血液系统肿瘤		2	
颅脑损伤、骨髓抑制、加护患者（APACHE＞10分）		3	

续表

三、营养状态		
营养状况指标（单选）	评分	得分
正常营养状态	0	
3个月内体重减轻＞5%或最近1个星期进食量（与需要量相比）减少20%~50%	1	
2个月内体重减轻＞5%或BMI 18.5~20.5kg/m² 或最近1个星期进食量（与需要量相比）减少50%~75%	2	
1个月内体重减轻＞5%（或3个月内体重减轻＞15%）或BMI＜18.5kg/m²（或血清白蛋白＜35g/L）或最近1个星期进食量（与需要量相比）减少70%~100%	3	
四、年龄		
评估内容	评分	得分
年龄≥70岁加算1分	1	
总分		

结果评定：NRS 2002 总评分为 0~7 分，若总评分≥3 分，可以确定存在营养不良的风险

【拓展】

关于老年患者的营养筛查与评估推荐意见

1. 老年患者应定期接受营养筛查/评估。(A)

2. 推荐老年患者使用的营养筛查工具主要为MNA-SF；住院患者可采用NRS 2002(B)。

3. 有营养不良相关高危因素的老年患者应进行全面营养评估，并依此制订营养干预计划。(B)

4. 结合临床客观数据，进行营养综合评估，可了解老年患者治疗获益程度。(D)

——《中国老年患者肠外肠内营养支持专家共识》

知识点链接

[1] 陈旭娇，严静，王建业，等 . 老年综合评估技术应用中国专家共识 [J]. 中华老年医学杂志,2017,36(5)：471-477.

[2] 中华医学会肠外肠内营养学分会老年营养支持学组 . 老年患者肠外肠内营养支持中国专家共识 [J]. 中华老年医学杂志,2013,32(9)：913-929.

[3] 蒋朱明，杨剑，于康，等 . 列入临床诊疗指南和国家卫生和计划生育委员会行业标准的营养风险筛查 2002 工具实用表格及注意事项 [J]. 中华临床营养杂志,2017,25(5)：263-267.

六、老年尿失禁患者的评估方法有哪些?

【 关键词 】

　　尿失禁

【 评估 】

　　尿失禁的风险评估一般可以由照护对象自我评估或家属评估。比较常用的评估方法有两种：

　　1. 简单的护垫测试：护垫测试一般是测量 24 小时内的漏尿量和漏尿频率。护垫每两小时更换一次并称重。24 小时内漏尿量 >4g 被认为是阳性。国际尿失禁协会（ICS）推荐使用 1 小时护垫测试,1 小时内漏尿量 >1g 被认为是阳性。

　　2. 问卷测试风险评估：可使用国际尿失禁咨询委员会尿失禁调查问卷简表（ICI-Q-SF），根据调查问卷的评分标准做出自我评估。

国际尿失禁咨询委员会尿失禁调查问卷简表

许多患者时常漏尿，该表将用于调查尿失禁的发生率及对患者的影响程度。仔细回想您近4周来的症状，尽可能回答以下问题。

1. 出生日期： 年 月 日		
2. 性别：		
3. 漏尿的次数（在空格内打√）		
从不漏尿	☐	0
1周大约漏尿1次或不漏尿	☐	1
1周漏尿2~3次	☐	2
每天大约漏尿1次	☐	3
1天漏尿数次	☐	4
一直漏尿	☐	5
4. 通常情况下，您的漏尿量大约是多少（不管您是否使用了防护用品）？（在空格内打√）		
不漏尿	☐	0
少量漏尿	☐	2
中等量漏尿	☐	4
大量漏尿	☐	6
5. 总体上看，漏尿对您日常生活影响程度如何？ 请在0（表示没有影响）~10（表示有很大影响）之间的某个数字上画圈 0 1 2 3 4 5 6 7 8 9 10		
ICI-Q-SF评分（把第3、4、5个问题的分数相加）：		
6. 您一般什么时候会发生漏尿？（请在与您情况相符的空格内打√）		
从不漏尿		☐
未能到达厕所就会有尿液漏出		☐
咳嗽或打喷嚏时漏尿		☐
睡着时漏尿		☐
活动或体育运动时漏尿		☐
小便完和穿好衣服时漏尿		☐
在没有明显理由的情况下漏尿		☐
在所有时间内漏尿		☐

评估者：_____ 日期：_____

【 拓展 】

慢性尿失禁的类型

尿失禁是指不自主的情况下排出尿液。患病高峰在50~54岁，并且随年龄逐渐增加。尿失禁分为急性尿失禁和慢性尿失禁。慢性尿失禁在老年人中更加常见，一般分为压力性、急迫性、充盈性、功能性和混合性尿失禁。如果早期检查和防治，80%的尿失禁可以治疗或控制。

1. 压力性尿失禁：当腹腔压力增加，如咳嗽、打喷嚏、大笑、上楼梯或跑步时，有尿液不自主地流出，在老年女性中较多见。

2. 急迫性尿失禁：突然出现强烈的排尿感后尿液不自主地流出，伴有尿频、尿急、尿痛，腹部膨胀感和下腹部不适，常见于尿路感染、前列腺肥大等。

3. 充盈性尿失禁：由于膀胱逼尿肌收缩力减弱、膀胱顺应性下降和（或）膀胱颈及尿道梗阻造成膀胱过度充盈，致尿液不自主地流出，常见于膀胱颈和尿道狭窄、中枢神经系统损伤及药物不良反应等。

4. 功能性尿失禁：由于患者认知功能障碍或活动能力受限，无法独立如厕而导致，常见于老年痴呆症和药物不良反应等。

5. 混合性尿失禁：多种类型的尿失禁同时存在。

知识点链接

[1] 陈旭娇，严静，王建业，等 . 老年综合评估技术应用中国专家共识 [J]. 中华老年医学杂志,2017,36(5)：471-477.

[2] 程云，程倩秋 . 老年人尿失禁的评估与护理 [J]. 上海护理,2019,19(3)：73-76.

七、如何评估老年性尿路梗阻所致的膀胱功能障碍？

【关键词】

老年性尿路梗阻；膀胱功能障碍

【评估】

1. 病史：是否有良性前列腺增生症导致膀胱功能障碍（急性尿潴留）发生的独立危险因素，如年龄、国际前列腺评分、最大尿流率、残余尿量等。

2. 药物或手术治疗：是否接受抗良性前列腺增生药物和手术治疗。

3. 下尿路综合征：是否有尿频、尿急、尿流变细、排尿犹豫等。

4. 临床常见表现：急性尿潴留。

5. 临床体征：耻骨上区胀痛感，叩诊浊音。

6. 辅助检查：膀胱 B 超。

7. 尿流动力学检查：压力 – 流率同步测定。

【拓展】

良性前列腺增生

良性前列腺增生（benign prostatic hyperplasia，BPH）是老年男性最为常见的良性疾病，其发生和发展的重要病理学基础为膀胱出口梗阻（bladder outlet obstruction，BOO）。60岁以上的老年男性约50%被诊断为良性前列腺增生。而85岁时，约90%的老年男性表现出BPH的相应临床症状，最常见的是急性尿潴留（acute urinary retention，AUR）。据报道：70岁以上的男性，5年内发生AUR的比例为10%。而80岁以上的男性，经历AUR者高达30%。AUR常见于住院老年患者尿管拔除后排尿困难，常常发生于傍晚或夜间，在岗医护人员较少，不利于发现病情并及时处理，尤其对于意识障碍及主诉排尿困难的患者。若拖延时间过长，可能发生膀胱破裂等严重并发症。因此，对于尿管拔除后的老年患者，应特别注意监测排尿情况。

知识点链接

[1] 许士海, 宋奇, 王进, 等 . 急性尿潴留的诊断与治疗新进展 [J]. 全科护理,2017,
15(36): 4502-4505.

[2] 吴婷婷, 童明辉, 车岩, 等 . 超声评估膀胱重量预测前列腺增生患者并发急性尿潴
留 [J]. 中国老年学杂志,2014,34(15): 4218-4220.

[3] 陆奇杰, 白文坤, 曹乃龙 . 良性前列腺增生相关发生机制 [J]. 国际泌尿系统杂志,
2018,38(5): 855-858.

八、对于老年慢性便秘患者如何进行评估分级？

【 关键词 】

便秘；评估分级

【 评估 】

慢性便秘严重影响老年人的生活质量,甚至会增加发生心血管事件的风险。
因此,及早评估,针对严重程度分级,可以有效地指导临床进一步采用干预措施,
解决患者便秘的痛苦。

1. 符合以下条件的为轻度便秘：①病程＜ 6 个月；②病程虽＞ 6 个月,但排
便困难的相关症状较轻,对患者的生活和工作影响不大；③保守治疗有效,如使
用药物、生物反馈治疗及中医非药物治疗等。

2. 符合以下条件的为中度便秘：①病程＞ 6 个月；②病程虽＜ 6 个月,但排
便障碍的相关症状较重,患者自觉特别痛苦；③精神心理专业评估无精神异常
者；④经保守治疗无效或效果很差,痛苦大,严重影响患者生活质量。

3. 符合以下条件的为重度便秘：符合中度便秘诊断标准,伴有精神心理障
碍,如处于焦虑症、抑郁症等精神疾病前期,或者已符合焦虑症、抑郁症、精神
分裂症等诊断。

知识点链接

中国便秘联谊会，中国医师协会肛肠分会，中国民族医药学会肛肠分会，等 . 2017 版便秘的分度与临床策略专家共识 [J]. 中华胃肠外科杂志,2018,21(3)：345-346.

九、如何对老年患者进行衰弱的筛查?

【关键词】

　　衰弱

【评估】

　　衰弱是由于衰老、老年人多重生理系统功能衰退累积作用，造成身体恢复及储备能力降低，抵抗应激的能力下降，以及维持体内恒定能力改变等，进而呈现一些综合征表现，如跌倒、失能等。

　　经典的衰弱评估方法有 Fried 提出的衰弱表型和衰弱评估量表（FRAIL 量表）。

　　1. Fried 衰弱表型标准共有 5 条：体重减轻、疲劳感、握力下降、步速减慢、低体能。符合 3 条以上可以诊断为衰弱；符合 1~2 条可以诊断为衰弱前期。

　　2. 衰弱评估量表采用自我评定的方法，总分为 5 分。3~5 分为衰弱；1~2 分为衰弱前期；0 分为无衰弱。

衰弱评估量表

序号	条目	询问方式
1	疲乏	过去4周内大部分时间或者所有时间感到疲乏
2	阻力增加或耐力减退	在不用任何辅助工具以及他人帮助的情况下，中途不休息爬一层楼梯有困难
3	自由活动能力下降	在不用任何辅助工具以及他人帮助的情况下，走完一个街区（100m）较困难

续表

序号	条目	询问方式
4	疾病情况	医生曾经告诉你存在≥5种以下疾病：高血压、糖尿病、急性心脏疾病发作、卒中、恶性肿瘤（微小皮肤癌除外）、充血性心力衰竭、哮喘、关节炎、慢性肺病、肾脏疾病、心绞痛等
5	体质量下降	1年或更短时间内出现体质量下降≥5%

注：具备以上5条中≥3条可诊断为衰弱；<3条为衰弱前期；0条为无衰弱

知识点链接

中华医学会老年医学分会.老年患者衰弱评估与干预中国专家共识[J].中华老年医学杂志,2017,36(3)：251-256.

十、如何对脑卒中后老年患者进行抑郁评估？

【关键词】

脑卒中；抑郁评估

【评估】

1.临床上可运用问卷筛查脑卒中后老年人群中的疑似抑郁患者，如"90秒四问题提问法"。

90秒四问题提问法

问题	阳性
过去几周（或几个月）是否感到无精打采、伤感，或对生活的乐趣减少了？	是
除了不开心之外，是否比平时更悲观或想哭？	是
经常有早醒吗？（事实上并不需要那么早醒来）	是（每月超过1次以上为阳性）
近来是否经常觉得活着没意思？	经常或"是"

2. 筛查后为阳性则需进一步进行抑郁量表的评估，以判断抑郁症状的严重程度，指导临床诊断和治疗。可以采用他评量表：如汉密顿抑郁量表（HAMD）、蒙哥马利抑郁评定量表（MADRS），或者自评量表：如患者健康问卷 -9 项量表（patient health questionnaire，PHQ-9）、抑郁自评量表（SDS）及老年抑郁量表（geriatric depression scale，GDS）。

（1）患者健康问卷 -9 项量表：简单易行，适用于各种临床环境，用于抑郁症状的快速筛查和症状评估。

（2）抑郁自评量表：用于门诊患者的初筛、情绪状态评定及调查等。

（3）老年抑郁量表：专门适用于老年人的抑郁量表。

PHQ-9抑郁症筛查量表

在过去的两周里，你生活中以下症状出现的频率是多少？把相应的数字总和加起来。

序号	问题	没有	有几天	一半以上时间	几乎每天
1	做事时提不起劲或没有兴趣	0	1	2	3
2	感到心情低落、沮丧或绝望	0	1	2	3
3	入睡困难、睡不安稳或睡眠过多	0	1	2	3
4	感觉疲倦或没有活力	0	1	2	3
5	食欲不振或吃太多	0	1	2	3
6	觉得自己很糟，或觉得自己很失败，或让自己或家人失望	0	1	2	3
7	对事物专注有困难，例如阅读报纸或看电视时不能集中注意力	0	1	2	3
8	动作或说话速度缓慢到别人已经觉察，或正好相反，烦躁或坐立不安、动来动去的情况更胜于平常	0	1	2	3
9	有不如死掉或用某种方式伤害自己的念头	0	1	2	3

结果判定：0~4分：没有抑郁症；5~9分：可能有轻微抑郁症；10~14分：可能有中度抑郁症（最好咨询心理医生或心理医学工作者）；15~19分：可能有中重度抑郁症；20~27分：可能有重度抑郁症

抑郁自评量表

填表注意事项：下面有20条文字，请仔细阅读每一条，把意思弄明白。然后根据您最近一周的实际情况，在适当的方格里面画一个"√"。

	没有或很少时间	小部分时间	相当多时间	绝大部分或全部时间
1. 我觉得闷闷不乐，情绪低沉	☐	☐	☐	☐
2. 我觉得一天之中早晨最好*	☐	☐	☐	☐
3. 我一阵阵哭出来或觉得想哭	☐	☐	☐	☐
4. 我晚上睡眠不好	☐	☐	☐	☐
5. 我吃得跟平常一样多*	☐	☐	☐	☐
6. 我与异性密切接触时，和以往一样感到愉快*	☐	☐	☐	☐
7. 我发觉我的体重在下降	☐	☐	☐	☐
8. 我有便秘的苦恼	☐	☐	☐	☐
9. 我心跳比平时快	☐	☐	☐	☐
10. 我无缘无故地感到疲乏	☐	☐	☐	☐
11. 我的头脑跟平常一样清楚*	☐	☐	☐	☐
12. 我觉得做经常做的事情并没有困难*	☐	☐	☐	☐
13. 我觉得不安而平静不下来	☐	☐	☐	☐
14. 我对将来抱有希望*	☐	☐	☐	☐
15. 我比平常容易生气、激动	☐	☐	☐	☐
16. 我觉得做出决定是容易的*	☐	☐	☐	☐
17. 我觉得自己是个有用的人，有人需要我*	☐	☐	☐	☐
18. 我的生活过得很有意思*	☐	☐	☐	☐

续表

	没有或很少时间	小部分时间	相当多时间	绝大部分或全部时间
19. 我认为如果我死了，别人会生活得好些	☐	☐	☐	☐
20. 平常感兴趣的事我仍然感兴趣	☐	☐	☐	☐

注：抑郁自评量表的主要评定依据为项目所定义的症状出现的频度，共分4级：没有或很少时间；小部分时间；相当多时间；绝大部分或全部时间。若为正向评分题，依次评为粗分1、2、3、4。反向评分题（表格中有*号者），则评分为4、3、2、1。评定时间为过去一周内，把个题的得分相加为粗分，粗分乘以1.25，四舍五入取整数即得到标准分。抑郁评定的临界值为T=53，分值越高，抑郁倾向越明显。中国常模：分界值为53分，53~62分为轻度抑郁，63~72分为中度抑郁，72分以上为重度抑郁

简化的老年抑郁量表（GDS-5）

评估内容	评分	得分
1. 基本上，您对生活满意吗？	是=0　否=1	
2. 您是否常常感到厌烦？	否=0　是=1	
3. 您是否常常感到无论做什么都没有用？	否=0　是=1	
4. 您是否比较喜欢待在家里而不喜欢外出及做新鲜的事？	否=0　是=1	
5. 您是否感觉现在活得很没有价值？	否=0　是=1	
总　分		

结果评定：2分以下为正常，≥2分则为抑郁情形

知识点链接

王少石，周新雨，朱春燕. 卒中后抑郁临床实践的中国专家共识 [J]. 中国卒中杂志，2016,11(8)：685-693.

十一、对认知障碍的老年人如何进行疼痛评估?

【关键词】

认知障碍;疼痛评估

【评估】

1. 轻度认知障碍者疼痛评估使用自我描述性疼痛评估量表,常用的评估工具包括视觉模拟量表(visual analogue scale,VAS)、数字评定量表(number rating scale,NRS)、词语描述量表(verbal description scale,VDS)及面部表情评定量表(faces pain scale,FPS)及爱荷华疼痛温度计(Iowa pain thermometer,IPT)。

视觉模拟量表

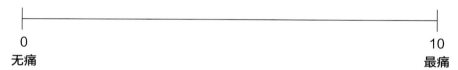

结果判定:轻度疼痛(1~3),中度疼痛(4~6),重度疼痛(7~10)

数字评定量表

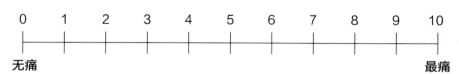

结果判定:轻度疼痛(1~3),中度疼痛(4~6),重度疼痛(7~10)

面部表情评定量表

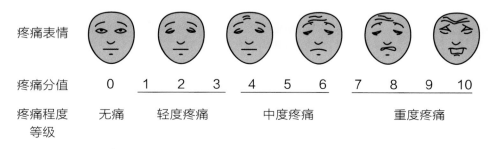

爱荷华疼痛温度计

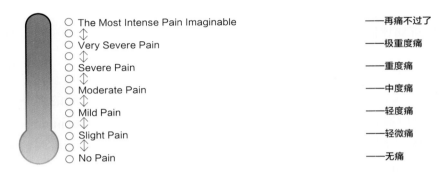

The Most Intense Pain Imaginable		——再痛不过了
Very Severe Pain		——极重度痛
Severe Pain		——重度痛
Moderate Pain		——中度痛
Mild Pain		——轻度痛
Slight Pain		——轻微痛
No Pain		——无痛

2. 中度、重度认知障碍者或痴呆者无法使用自我描述疼痛评估法报告疼痛，因此需要使用客观疼痛观察量表评估患者疼痛，例如晚期痴呆症疼痛评估量表（PAINAD）。该量表专用于晚期老年痴呆症患者的疼痛评估，信效度良好，包括5个与疼痛相关的行为项目（呼吸、负面的声音表达、面部表情、身体语言、可安抚程度），每项评分为0~2分，总分最高为10分，即表示患者极度痛苦。观察时间约5分钟，同时记录患者当时的状态。彭美慈等学者已对该量表进行了汉化。

中文版晚期老年痴呆疼痛评估量表

项目＼分数	0	1	2	评分
1. 呼吸	正常	偶尔呼吸困难/短时期的换气过度	呼吸困难兼发出吵闹声响/长时期的换气过度/谦恩史妥克士二氏呼吸（Cheyne-Strokes respirations）	
2. 负面的声音表达	没有	偶尔呻吟/低沉的声音，带有负面的语气	重复性的叫嚷/大声呻吟/哭泣	
3. 面部表情	微笑，或无表情	难过/恐惧/皱眉头	愁眉苦脸	

续表

项目 \ 分数	0	1	2	评分
4. 身体语言	轻松	绷紧/紧张步伐/坐立不安	僵硬/紧握拳头/膝盖提起/拉扯或推开/推撞	
5. 可安抚程度	无需安抚	通过分散注意力或触摸、安慰，可安抚患者	通过分散注意力或触摸、安慰，也不可安抚患者	
观察时间约5分钟			总分：	/10

结果判定：每项评分为0~2分，总分最高为10分，表示患者极度痛苦

知识点链接

[1] 崔爽，国仁秀，郑莹. 老年癌症患者疼痛评估工具的研究进展 [J]. 中国医药导报，2018,15(32)：42-45.

[2] 彭美慈，锺佩雯，梁颖琴，等. 中文版晚期老年痴呆症疼痛评估量表的初步评价 [J]. 中华护理杂志,2007,42(8)：677-680.

十二、如何对老年患者睡眠状态进行评估？对失眠如何进行分级？

【关键词】

睡眠状态；失眠分级

【原因/表现】

失眠是指尽管有合适的睡眠机会和睡眠环境，依然对睡眠时间和（或）质量感到不满足，并且影响日间社会功能的一种主观体验。主要表现为入睡困难（入睡潜伏期超过30分钟）、睡眠维持障碍（整夜觉醒次数≥2次）、早醒、睡眠质量下降和总睡眠时间减少（通常少于6.5小时），同时伴有日间功能障碍。失眠引起的日间功能障碍主要包括疲劳、情绪低落或激惹、躯体不适、认知障碍等。

【评估】

老年患者睡眠状况的评估应包括临床大体评估、主观测评和客观测评等方面的内容。

1. 临床大体评估：①主诉：重点评估失眠发生时的背景、表现和演变过程，并对失眠的具体特点做出判断，即：是以入睡困难为主，还是以睡眠维持困难为主？②睡前状况：从傍晚到卧床入睡前的行为和心理活动。评估患者的行为模式、心理活动、情绪状态及睡眠环境（如卧室的温度、湿度、光照条件、寝具等）。③睡眠 – 觉醒节律：了解患者日常作息习惯。④夜间症状：明确从入睡到清晨醒来的过程中，可能出现的影响睡眠的病因。⑤日间活动和功能：包括觉醒和（或）警觉状态、情绪状态、精神痛苦程度、注意力和（或）记忆力等认知功能、日常生活和工作状态的变化，以及对躯体指标（如血压、血糖、血脂等）的影响。⑥其他病史：评估躯体疾病、精神障碍疾患及治疗情况，应激事件以及生活和工作情况。⑦体格检查、实验室检查和精神检查。⑧家族史：重点是一级亲属中睡眠紊乱、精神障碍、严重或慢性躯体疾病史。

2. 主观测评工具：①睡眠日记：以每天 24 小时为单元，记录每小时的活动和睡眠情况，连续记录时间是 2 周（至少 1 周）。②量表评估：常用量表包括匹兹堡睡眠质量指数（PSQI）、睡眠障碍评定量表（SDRS）、Epworth 嗜睡量表（ESS）、失眠严重指数量表（ISI）、清晨型 – 夜晚型量表（MEQ）、睡眠不良信念与态度量表（DBAS）和福特应激失眠反应量表（FIRST）等。

3. 客观测评工具：①多导睡眠图（PSG）。②多次睡眠潜伏期试验（MSLT）等。

老年患者失眠根据程度可分级为：轻度、中度和重 / 深度。轻度：睡眠时常惊醒或睡而不稳，晨醒过早，但不影响工作；中度：睡眠不足 4 小时，但尚能坚持工作；重 / 深度：彻夜不寐，难以坚持工作。也可按病程分为：短期失眠（病程 <3 个月）和慢性失眠（病程 ≥ 3 个月）。有些患者失眠症状反复出现，应按照每次出现失眠持续的时间来判定是否属于慢性失眠。

【 拓展 】

睡眠日记

由患者本人或家人协助完成为期2周的睡眠日记,记录每日上床时间,估计睡眠潜伏期,记录夜间觉醒次数以及每次觉醒的时间,记录从上床开始到起床之间的总卧床时间,根据早晨觉醒时间估计实际睡眠时间,计算睡眠效率[(实际睡眠时间/卧床时间)×100％],记录夜间异常症状(异常呼吸、行为和运动等),记录日间精力与社会功能受影响程度的自我体验,记录午休情况、日间用药和饮料品种。

知识点链接

[1] 中国睡眠研究会 . 中国失眠症诊断和治疗指南 [J]. 中华医学杂志,2017,97(24):1844-1856.

[2] 中国医学会神经病学分会 . 中国成人失眠诊断与治疗指南(2017 版)[J]. 中华神经科杂志,2018,51(5):324-335.

十三、对老年晕厥患者如何进行分类评估?

【 关键词 】

老年晕厥

【 原因/表现 】

晕厥是临床常见的症状之一,也是老年患者紧急住院的原因之一。根据老年患者晕厥的主要原因可以分为心源性晕厥、直立性低血压晕厥、反射性晕厥。每一种晕厥前的相关因素都各不相同,故老年晕厥患者评估的重点是晕厥的相关因素,主要是晕厥先兆、晕厥前的状态、既往史、用药史及体格检查等。

【评估】

1.晕厥先兆：头晕、心慌、胸闷、恶心、呕吐、腹部不适、畏寒、流汗、颈或肩部酸痛、视物模糊等。

2.晕厥前的状态：大多数反射性晕厥通过典型病史和症状即可诊断。询问发作情境、前驱症状、患者自述、旁观者对晕厥事件和生命体征的观察及晕厥后症状。鼓励录制发作时的视频，有助于判断病情。老年反射性晕厥患者发作前大多接触突然的恐惧、疼痛、不愉快的事件、情绪激动、站立过久、咳嗽、排尿/排便、剧烈咳嗽等相关因素。

3.既往史：高血压、糖尿病、冠心病、猝死家族史、帕金森病、癫痫、发作性睡眠等。

4.用药史：既往药物使用情况，例如多重用药史、药物的相互作用。

5.体格检查：卧立位血压测量、双侧手臂对比血压测量、心血管和神经系统检查。

6.心电图检查：所有晕厥者均应首先做心电图检查，用于鉴别恶性心律失常、心肌缺血等引发晕厥的危险因素。

7.直立倾斜试验：广泛应用于不明原因晕厥患者的评估。此试验通过改变患者的体位诱发心率过慢或者低血压，如患者有晕厥现象，则提示反射性晕厥。

【 拓展 】

心源性与非心源性晕厥的临床特征

临床特征	心源性晕厥	非心源性晕厥
年龄	年龄大(>60岁)	年轻
性别	男性多见	女性多见
心脏病史	有	无
诱因	身体或精神压力增加	有特定诱因，如脱水、疼痛、痛苦刺激、医疗操作等
前驱症状	前驱症状短暂(如心悸)或无前驱症状	常有前驱症状，如恶心、呕吐、发热感等
与运动的关系	运动中发生	运动后发生
与体位的关系	无关，卧位可发生	仅发生在站立位；或从卧位、坐位到站立位的体位改变时
频率	发作次数少(1或2次)	发作频繁，有长期晕厥发作的病史且临床特征相似
情境因素	无	咳嗽、大笑、排尿、排便、吞咽时发生
遗传性疾病或早发（＜50岁）心脏性猝死家族史	有	无
心脏体格检查	异常	正常

知识点链接

[1] 中华心血管病杂志编辑委员会，中国生物医学工程学会心律分会，中国老年学和老年医学学会心血管病专业委员会，等．晕厥诊断与治疗中国专家共识 (2018)[J]．中华心血管病杂志，2019,47(2)：96–107.

[2] 美国心脏病学会．2017 年 ACC/AHA/HRS 指南：晕厥评估和管理 [J]．临床医学研究与实践，2017.

十四、对于老年认知障碍患者如何进行走失风险评估？

【 关键词 】

认知障碍；走失风险

【 原因/表现 】

老年人认知功能障碍包括轻度认知障碍和痴呆。痴呆的临床表现包括认知功能下降、精神行为异常和社会功能受损。老年期痴呆是以认知障碍表现为核心，伴有精神行为症状，导致日常生活能力下降，严重者找不到回家的路，发生走失。走失的发生给患者的生命安全带来很大的风险，早期走失风险评估可以较好地防止老年认知障碍患者发生走失。

【 评估 】

1. 评估患者认知障碍程度、既往病史。

2. 评估患者的生理、心理状况，社会支持及家庭照护情况。

3. 评估走失风险：采用老年痴呆患者日常空间定向问卷（ESQD–P）、寻路效能量表（wayfinding effectiveness scale, WES）进行走失风险评估。

（1）老年痴呆患者日常空间定向问卷：基于空间问题解决的概念，用来评估早期老年痴呆患者走失行为的自评工具。共包括 5 部分内容，22 个条目，每个条目采用 11 分制（0 分 = 没有，10 分 = 经常）。第 1~12 条目用来评估不同情境下老年痴呆患者走失的频率，分数越高表示走失行为发生的频率越高，走失风险越大。

（2）寻路效能量表：评估老年痴呆患者寻路能力有效和可靠的工具。共包括 4 个分量表，29 个条目，每个条目采用 1~5 分制（1 分 = 从不，5 分 = 常常），分数越高表明老年痴呆患者寻路的效力越好，自行回归的能力越好；反之，分数越低表明走失的风险越高。对评估有走失风险的患者，给予针对性走失防范干预。

【 拓展 】

痴呆的精神行为症状（behavioral and psychological symptoms of dementia，BPSD）

痴呆的精神行为症状指痴呆患者除了记忆等认知功能损害之外，常常会出现感知觉、情感及思维行为的异常或紊乱，包括幻觉、错觉、妄想、焦虑、抑郁、淡漠、易激惹、冲动行为及脱抑制行为等。

知识点链接

[1] 中华医学会老年医学分会 . 中国老年人认知障碍诊治流程专家建议 [J]. 中华老年医学杂志，2018，33(8)：817-825.

[2] 黄兆晶，张雪梅 . 老年痴呆患者走失防范干预的效果观察 [J]. 护理学报，2016，23(18)：62-64.

十五、对卒中后老年患者如何进行早期的吞咽障碍筛查？

【关键词】

　　吞咽障碍筛查

【原因/表现】

　　卒中后吞咽障碍及营养不良是卒中常见的并发症，显著增加卒中患者的病死率，严重影响卒中患者的生活质量，并延长住院时间，增加治疗费用。卒中早期的吞咽障碍明显增加老年患者误吸及肺炎的风险，减少经口进食的量，导致脱水、电解质紊乱及营养不良，增加卒中患者的死亡率和不良预后。早期吞咽障碍筛查可降低肺炎风险，降低致死性并发症。卒中后老年患者早期进行筛查所关注的重点是筛查的方法、人员和时机等。

【评估】

　　1.筛查方法：吞咽障碍筛查往往是由饮水试验和一些提示误吸的危险因素所构成。临床常用筛查方法包括洼田饮水试验、Gugging 吞咽功能评估工具（GUSS）、标准吞咽功能评定量表（SSA）、苏格兰国家指南评定量表（Scottish intercollegiate guidelines，SIG）、多伦多床旁－吞咽筛查试验（Toronto bedside swallowing screening test，TOR–BSST）等。饮水试验是最多应用的较为有效的方法。

　　2.筛查和评估人员：由言语－语言治疗师和其他经过培训的医疗卫生人员进行吞咽困难筛查，也包括经过专业的培训及考核后合格的护理人员。单独的床旁评估无法预测是否存在误吸，因为患者能在无明显临床症状或体征的情况下出现误吸。护理人员一旦筛查出吞咽困难或发现误吸风险，应及时联系医师和言语－语言治疗师，对患者进行进一步系统的吞咽功能评估和仪器评估。

　　3.筛查和评估时间：在患者开始进食、饮水或口服药物前进行吞咽评估。早期筛查可降低患者不良结局，且使用有效的吞咽困难筛查能有效地在 24 小时内筛选出更多吞咽困难的患者。因此，可在患者入院 24 小时内对其进行吞咽困难筛查。

【拓展 】

饮食调整

饮食调整是指改变食物或液体的结构形态、质地或者黏度。食物调整是吞咽障碍的基础治疗，可减少误吸，改善患者的吞咽效率，是卒中后吞咽困难的标准处理方法。稀液体，如白开水、清汤类等最易引起呛咳和误吸；密度均一，不易松散的泥状或糊状食物不容易在吞咽启动之前沿着舌根快速流入气道，且在通过咽及食管时容易变形，减少食物残留，降低误吸的风险。在稀液体中加入增稠剂(自然增稠剂或商用增稠剂) 提高其黏度，可减少误吸，增加水分的摄入。固体食物可经过机械处理为泥状或布丁状半固体，从而降低吞咽难度。

知识点链接

[1] 卒中患者吞咽障碍和营养管理中国专家组 . 卒中患者吞咽障碍和营养管理的中国专家共识(2013 版)[J]. 中国卒中杂志,2013,8(12)：973-983.

[2] 詹青，王丽晶 . 2016AHA/ASA 成人脑卒中康复治疗指南解读 [J]. 神经病学与神经康复学杂志 ,2017,13(1)：1-9.

十六、哪些老年患者需要进行共病综合管理评估？

【关键词 】

共病综合管理评估

【原因/表现 】

共病是指同时存在两种或两种以上慢性疾病，包括躯体疾病和精神心理疾病。共病之间可互相影响，也可互不关联。老年人进行共病综合管理是指对共病老年人的躯体健康、身体机能、心理健康和社会环境状态进行多项目、多维度的综合评估，并制订和实施保护老年人健康和功能状态为目的的治疗计划，包括多学科诊断和处理的整合，选择恰当的处理以恢复、维持健康，提供照护环境、预后判断及随访，最终目的是改善共病老年人的躯体、功能、心理和社会等各方面问题。但有部分老年共病患者一般情况良好，同时多个疾病可理想控制并未引起明显的生活质量下降，故老年共病综合管理评估主要是识别出哪些老年病患者需要进行共病的综合管理。

【评估】

1. 需要多种治疗或日常活动有困难的老年病患者。

2. 在多种医疗机构寻求治疗的老年病患者。

3. 存在非预期住院的合并有多种疾病的老年病患者。

4. 常规服用 ≥ 10 种处方药，或常规服用处方药种类 < 10 种但特定不良反应风险增高的老年病患者。

5. 同时患有慢性生理及心理疾病的老年病患者。

6. 易疲劳或易跌倒的老年病患者。

知识点链接

中国老年保健医学研究会 . 居家 (养护) 老年人共病综合评估与防控专家共识 [J]. 中国老年保健医学杂志,2018,16(3)：2-31.

十七、老年患者术前评估内容有哪些?

【关键词】

术前评估

【原因/表现】

由于老年患者特别是高龄老年患者的特殊性,手术风险及安全性要求也明显高于其他年龄段人群。老年患者术前评估内容应包括老年人特有问题(如认知减弱、虚弱、联合用药等)和常见问题(如营养不良风险、缺乏家庭或社会帮助等)等内容。

【评估】

1. 衰弱状态的评估:评估老年患者的衰弱症状并记录基线衰弱评分。

2. 功能/体力状态和跌倒风险的评估:记录功能状态及跌倒史。

3. 认知功能障碍评估:对有认知障碍或痴呆病史的患者,建议收集详细病史并进行认知功能评估;如根据简易智力状态检查量表评估,明确患者存在认知障碍,建议专科医生对患者进行进一步评估。

4. 谵妄的评估:明确患者是否合并易发生术后谵妄的危险因素。

5. 焦虑、抑郁状况的评估:了解患者的精神状况。

6. 心脏评估:对老年患者术前进行运动耐量及心血管危险性评估。

7. 肺部并发症风险评估:明确患者术后肺部并发症发生的危险因素及实施合适的预防策略。

8. 脑卒中风险评估:根据评估结果,选择有效的预防性措施,如加强术中血压监测、维持血压在基线水平以上并选择更安全的麻醉和手术方式。

9. 肾功能评估：根据评估结果选择合适的术前预防策略（如慎用肾毒性药物及造影剂等）或咨询肾脏专科医师采取相应的替代治疗等措施，以降低术后发生肾衰竭的风险。

10. 血栓与出血风险评估：根据评估结果合理制订围术期抗凝药物管理方案。

11. 营养状态评估：根据结果对有严重营养不良风险的患者进行术前干预。

12. 社会支持情况：明确患者家庭情况和社会保障状况。

13. 用药史：详细了解患者的用药史，围手术期予适当调整，对服用多种药物的患者进行监测。

14. 病史、体格检查：完整收集患者既往病史及详细的体格检查结果。

【拓展】

老年营养风险指数（geriatric nutritional risk index，GNRI）

老年营养风险指数 = 1.489 × 白蛋白比重(g/L) + 41.7 ×(体质量/理想体质量)

理想体质量计算公式：

男性：身高(cm) − 100 − ［(身高 − 150)/4］

女性：身高(cm) − 100 − ［(身高 − 150)/2.5］

根据上述公式,老年营养风险分为4级, 严重风险：GNRI<82；中度风险：82≤GNRI<92；低风险：92≤GNRI<98；无风险：GNRI>98。对于中度以上风险的患者，建议专科会诊。

知识点链接

[1] 中华医学会老年医学分会. 老年患者术前评估中国专家建议 (2015) [J]. 中华老年医学杂志,2015,34(11)：1273-1280.

[2] 美国外科学会（ACS）/ 美国老年协会（AGS）. 优化老年手术患者术前评估指南 (2012)[J]. 美国外科医师杂志,2012,215(4)：453-466.

十八、老年期抑郁障碍患者的评估要点有哪些?

【 关键词 】

抑郁障碍

【 原因/表现 】

老年期抑郁障碍(late life depression, LLD)指年龄 60 岁及以上的老年人中出现的抑郁障碍,其在老年人群中是一种较常见的精神障碍。老年期抑郁障碍病因复杂,常伴有躯体疾病,两者也可能互为因果。这一年龄段特有的一些心理、社会应激,如丧亲、社会角色改变、搬迁等,也会诱发或加重抑郁。患者常常伴有认知损害,这既可能是脑器质性病变的反映,也可能预示着痴呆发生风险的增加。现况评估应该包括症状学检查、实验室检查和脑影像学检查。

【 评估 】

1. 抑郁评估:ICD-10 中有关轻度、中度、重度抑郁的诊断标准,还需结合合并的躯体疾病、功能状态等综合判断。汉密顿抑郁量表和蒙哥马利抑郁评定量表是常用的评价抑郁严重程度和疗效的量表。老年抑郁症状问卷、患者健康问卷、老年抑郁量表、抑郁自评量表等可用于社区和专业医疗机构中抑郁自评筛查,其中老年抑郁症状条目易理解,适合我国老年人的社会文化特点。

2. 认知功能评估:通过认知功能筛查量表如简易智力状态检查量表、蒙特利尔认知功能评估量表,可以初步了解患者的认知功能,为抑郁与痴呆的鉴别诊断提供线索。还可以选择单项认知测查,如数字广度测验、范畴流利测验及记忆测查等,细化评估患者的认知功能损害情况。

3. 自杀风险评估:每例患者均需评估自杀风险,询问患者的自杀意念、自杀计划、自杀准备、目前及既往的自杀行为,自杀手段的便利性及可及性,自杀的危险因素及保护因素等。

4. 其他精神症状评估:意识状态、焦虑症状、睡眠障碍等与老年期抑郁障碍诊断和治疗措施选择有关,幻觉、妄想、紧张症、木僵等精神病性症状是紧急精神科干预的指征,可以通过精神检查进行评估。

【 拓展 】

老年期抑郁障碍常见临床特征

1. 焦虑和激越：是老年期抑郁障碍最为常见且突出的特点。

2. 躯体不适主诉突出：其中以多种躯体不适为主诉的"隐匿性抑郁"是常见类型。

3. 精神病性症状：常见的精神病性症状为妄想，偶有幻觉出现。

4. 自杀行为：抑郁是老年人自杀的危险因素，老年期抑郁障碍的危险因素也是其自杀的高危因素。

5. 认知功能损害：常常与老年期抑郁障碍共存。

6. 睡眠障碍：失眠是老年期抑郁障碍的主要症状之一，表现形式包括入睡困难、易醒、早醒以及矛盾性失眠。

知识点链接

中华医学会精神病学分会 . 老年期抑郁障碍诊疗专家共识 [J]. 中华精神科杂志,2017,50(5)：329-334.

十九、对老年患者肌少症如何进行筛查和评估?

【 关键词 】

肌少症

【 原因/表现 】

肌少症与活动障碍、跌倒、低骨密度及代谢紊乱密切相关，是老年人生理功能逐渐减退的重要原因和表现之一。肌少症缺乏特异的临床表现，患者可表现为虚弱、容易跌倒、行走困难、步态缓慢、四肢纤细和无力等，其诊断有赖于肌力、肌强度和肌量的评估等方面。

【评估】

筛查与评估步骤如下：①先行步速测试，若步速≤0.8m/s，则进一步测评肌量；步速＞0.8m/s时，则进一步测评手部握力。②若静息情况下，优势手握力正常（男性握力＞25kg，女性握力＞18kg），则排除肌少症；若肌力低于正常，则要进一步测评肌量。③若肌量正常，则排除肌少症；若肌量减低，则诊为肌少症。

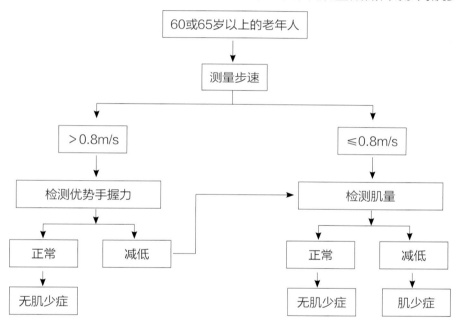

肌少症筛查与评估流程图

【拓展】

肌少症

肌少症即肌肉衰竭，是一种肌肉疾病，其根源在于伴随一生的不良肌肉变化。肌少症在老年人中很常见，但也可能发生在非老年者。肌少症定义为以下3个参数的测量水平低：①肌力；②肌肉数量或质量；③作为严重程度指标的体能。

知识点链接

[1] 中华医学会骨质疏松和骨矿盐疾病分会 . 肌少症共识 [J]. 中华骨质疏松和骨矿盐疾病杂志,2016,9(3): 215-227.

[2] 欧洲老年肌少症工作组 . 2018 欧洲共识:肌少症的定义和诊断 [J]. Age Ageing, 2018.

二十、对老年患者跌倒严重程度如何进行评估?

【 关键词 】

跌倒

【 原因/表现 】

老年人跌倒发生率高、后果严重 , 是老年人首位伤害死因。跌倒所致外伤是老年人外伤的重要原因,易导致软组织损伤、关节脱位、骨折和颅脑损伤。跌倒后伤害程度的准确判断和及时处理可以避免老年人的"二次伤害"。

【 评估 】

1. 如患者跌倒后仅皮肤擦伤、软组织挫伤以及不需外科缝合处理的皮肤小裂伤,意识清楚,询问老年人跌倒情况及对跌倒过程是否有记忆及有无剧烈头痛。如老年人记忆清楚且无剧烈头痛,则跌倒伤害严重程度为 1 级,不需要或只需要稍给予治疗与观察即可。

2. 查看患者是否存在关节扭伤、软组织撕裂伤、挫伤等情况。如有类似情况,则跌倒伤害严重程度为 2 级,需要采用缝合、外固定等医疗措施。

3. 查看患者是否出现骨、关节损伤,意识丧失,精神或躯体状态改变等。如有类似情况,则跌倒伤害严重程度为 3 级,需要继续采取住院治疗及他科会诊等医疗措施。

【 拓展 】

居家危险因素评估工具（HFHA）

姓名：　　　　性别：　　　　居住的社区/村：

自觉居家环境安全：没有感觉　　不好　　普通　　良好

曾经在家中跌倒过的案例：无　　有（原因）

序号	分类	评估内容	评估结果	建议
1	室内灯光	居家灯光是否合适	□是　□否	灯光不宜过亮或过暗
2		楼道与台阶的灯光是否明亮	□是　□否	在通道和楼梯处使用60瓦的灯泡。通道上宜装有光电效应的电灯
3		电灯开关是否容易打开	□是　□否	应轻松开关电灯
4		在床上是否容易开灯	□是　□否	在床上应很容易开灯
5		存放物品的地方是否明亮	□是　□否	在黑暗处应安装灯泡。从亮处到暗处应稍候片刻
6	地面（板）	地面是否平整	□是　□否	地面不宜高低不平，如有，应以斜坡代替。室内不应有门槛
7		地面上是否放置杂乱的东西	□是　□否	地面上应整洁，尽可能不放或少放东西，应清除走廊障碍物
8		通道上是否无任何电线	□是　□否	通道上不应有任何电线

续表

序号	分类	评估内容	评估结果	建议
9	卫生间	在浴缸或浴室内是否使用防滑垫	□是 □否	在湿的地面易滑倒,浴室内应使用防滑垫,在浴缸内也应使用防滑材料
10		洗刷用品是否放在容易拿到的地方	□是 □否	洗刷用品应放在容易拿到的地方,以免弯腰或手伸得太远
11		在马桶周围、浴缸或淋浴间是否有扶手	□是 □否	应装合适的扶手
12		是否容易在马桶上坐下和站起来	□是 □否	如马桶过低,或老人不易坐下和站起来,应加用马桶增高垫,并在周围装上合适的扶手
13	厨房	是否不用攀爬、弯腰或影响自己的平衡就可以很容易取到常用的厨房用品	□是 □否	整理好厨房,以便能更容易取到最常用的厨具。可配用手推托盘车。如必须上高处取物,请用宽座和牢靠的梯子
14		厨房内灯光是否明亮	□是 □否	灯光应明亮
15		是否有良好的通风设备来减少眼睛变模糊的危险性	□是 □否	留置通风口,安装厨房抽油烟机或排气扇,做饭时更应通风
16	客厅	是否可以容易从沙发椅上站起来	□是 □否	宜用高度适宜又有坚固扶手的椅子
17		过道上是否放置任何电线、家具和凌乱的东西	□是 □否	不可在过道上放置电话线、电线和其他杂物
18		家具是否放置在合适的位置,使您开窗或取物时不用弯腰或把手伸得太远	□是 □否	家具应放置在合适的位置,地面应整洁、防滑和安全
19		窗帘等物品的颜色是否与周围环境太相近	□是 □否	窗帘等物品的颜色应尽可能鲜艳,与周围环境应有明显区别

续表

序号	分类	评估内容	评估结果	建议
20	楼梯、台阶、梯子	是否能清楚地看见楼梯的边缘	□是 □否	楼梯与台阶处需要额外的照明,并应明亮。楼梯灯尽量使用自动开关
21		楼梯与台阶的灯光是否明亮	□是 □否	
22		楼梯上下是否有电灯开关	□是 □否	
23		每一级楼梯的边缘是否安装防滑踏脚	□是 □否	在所有阶梯上必须至少一边有扶手,每一级楼梯的边缘应装防滑踏脚
24		楼梯的扶手是否坚固	□是 □否	扶手必须坚固
25	老人衣服和鞋子	是否穿有防滑鞋底的鞋子	□是 □否	鞋子或拖鞋上应有防滑鞋底和凸出的纹路
26		鞋子是否有宽大的鞋跟	□是 □否	鞋子上应有圆形宽大的鞋跟
27		在房里以外的地方是否穿的是上街的鞋子而不是拖鞋	□是 □否	避免只穿袜子、宽松的拖鞋、皮底或其他滑溜鞋底的鞋子和高跟鞋
28		穿的衣服是否合身和没有悬垂的绳子或褶边	□是 □否	衣服不宜太长,以免绊倒(尤其是睡衣)
29		是否坐着穿衣	□是 □否	穿衣应坐下,不要一条腿站

续表

序号	分类	评估内容	评估结果	建议
30	住房外面	阶梯的边缘是否已清楚标明	□是 □否	应在阶梯的前沿漆上不同的颜色,确保所有外面的阶梯极易看到
31		阶梯的边缘是否有自粘的防滑条	□是 □否	阶梯边缘应贴上防滑踏脚
32		阶梯是否有牢固且容易抓的扶手	□是 □否	阶梯应有牢固且容易抓的扶手
33		房子周围的小路情况是否良好	□是 □否	应保持小路平坦无凹凸。清除小路上的青苔与树叶,路潮湿时要特别小心
34	卧室	室内是否有安全隐患,如过高或过低的椅子、杂乱的家居物品等	□是 □否	卧室的地板上不要放东西。要把卧室内松动的电线系好,通道上不得有杂乱物品。椅子高度应合适
35		室内有无夜间照明设施?是否可以在下床前开灯	□是 □否	床边安一盏灯,考虑按钮灯或夜明灯。夜晚最好在床边放一个手电筒
36		是否容易上、下床	□是 □否	床高度应适中,较硬的床垫可方便上下床。下床应慢,先坐起再缓慢站立
37		卧室内是否有电话	□是 □否	卧室应装部电话或接分机,放在在床上就可够着的地方
38		如果您使用拐杖或助行器,它们是否放在您下床前很容易够得着的地方	□是 □否	将拐杖或助行器放在较合适的地方
结论:				

注:上述量表各项评估结果,勾选"是"得 1 分,"否"不得分,将各项分值相加,得分总值越大,说明居家环境越安全,反之要根据"建议"进行居家环境改进

知识点链接

[1] 中华人民共和国国家卫生健康委员会. 老年人跌倒干预技术指南 (2011).

[2] 北京医院，国家老年医学中心，中国老年保健医学研究会老龄健康服务与标准化分会. 居家(养护)老年人跌倒干预指南 [J]. 中国老年保健医学杂志，2018,16(3)：32-34.

二十一、如何对老年慢性肾脏病患者的营养状态进行评估?

【关键词】

老年慢性肾脏病；营养状态评估

【原因/表现】

营养不良是老年慢性肾脏病患者预后不良的主要危险因素，营养不良导致的肾功能下降会形成恶性循环，甚至在疾病晚期可能导致血流量和心输出量降低，易发生心血管事件。

随着肾小球滤过率(GFR)的进行性降低，慢性肾脏病患者会出现各种代谢废物的堆积，患者逐渐出现不同程度的食欲降低，加上蛋白质从尿中排出，会出现蛋白质 – 热能营养不良(protein–energy malnutrition，PEM)，PEM 是慢性肾脏病(CKD)病程恶化的独立危险因素之一，严重影响预后。

因此，如何早期准确评估老年慢性肾脏病患者的营养状况，同时了解其膳食结构特点具有非常重要的临床意义。

【拓展】

蛋白质–热能营养不良

患者在1个月内体重减轻5%，在3个月内减轻7.5%，在6个月内减轻10%，或体重在理想体重的90%以下，以及血清清蛋白<25mg/L都将发展成为蛋白质–热能营养不良。

【评估】

1.评估时机:所有年龄 ≥ 65 岁、预计生存期 >3 个月的老年住院患者都应接受例行营养筛查,而对于老年慢性肾脏病患者从 GFR<60ml/(min·1.73m^2)起即易发生营养不良,故应从此期对患者营养状态进行检测。

2.评估方法:目前临床常用的评估方法有 4 种,营养风险筛查法、全面营养整体评估法、人体测量参数指标、实验室测量指标。若已有营养不良发生,应每月监测一次营养状态。

3.评判结果:

(1)营养风险筛查表:根据疾病的严重程度和营养状况分为两个部分,每个部分分为四级:正常(0 分)、轻度(1 分)、中度(2 分)、重度(3 分),其中每部分的分值为 0~3 分,两部分合计为 0~6 分,对于总分 ≥ 3 的患者需要考虑存在营养风险。

(2)全面营养整体评估法包括四部分:饮食情况、体重变化、胃肠道症状、体格检查。每项 1~7 分,总分 28 分,24~28 分为正常,15~23 分为轻中度营养不良,<15 分为重度营养不良。

(3)人体测量参数指标:体重、BMI、肱三头肌皮褶厚度(TSF)、上臂肌围等,其中上臂肌围是评价蛋白质、热量、营养不良的常用指标之一,其计算公式为:上臂松弛围(MAC)–3.14× 肱三头肌皮褶厚度,成年男性正常值为 24.8cm,成年女性为 21cm。上臂肌围实测值相当于正常值的 90% 以上为正常;80%~90% 为轻度营养不良;60%~80% 为中度营养不良;小于 60% 为重度营养不良。

(4)实验室测量指标:总淋巴计数(TLC)、血清白蛋白(ALB)、血红蛋白(Hb)等。

【 拓展 】

评定营养状态

临床称量患者后可通过计算三个参数来评定营养状态：

1. 理想体重百分率（%）：表示患者实际体重偏离总体标准的程度；

2. 通常体重百分率（%）：表示平常体重的改变；

3. 近期体重改变率（%）：表示短期内体重损失的程度。

根据体重对营养状态进行评估

	正常	轻度营养不良	中度营养不良	重度营养不良
理想体重百分率	>90%	80%~90%	60%~79%	<60%
通常体重百分率	>95%	85%~95%	75%~84%	<75%

注：理想体重百分率(%)= 实际体重 / 理想体重 ×100%，通常体重百分率(%)= 实际体重 / 通常体重 ×100%

知识点链接

[1] 中华人民共和国卫生行业标准 WS/T 557——2017《慢性肾脏病患者膳食指导》.

[2] 中华医学会老年医学分会肾病学组，国家老年疾病临床医学研究中心 . 老年人慢性肾脏病诊治中国专家共识 (2018)[J]. 中华老年医学杂志,2018,37(7)：725-731.

[3] 孙红 . 老年护理学——问题与实践 [M]. 北京：人民卫生出版社,2018.

二十二、如何对老年房颤患者进行卒中风险评估?

【关键词】

房颤;卒中风险评估

【原因/表现】

房颤是卒中的独立危险因素,房颤的患病率及发病率均随年龄增长逐步增加。

房颤并发左心房附壁血栓易引起动脉栓塞,其中脑栓塞最常见,是致残和致死的重要原因。瓣膜性心脏病合并房颤的患者,其脑栓塞的风险高出正常人 17 倍;非瓣膜性心脏病合并房颤的患者高出 6 倍;80~90 岁人群中,房颤导致脑栓塞的比例高达 23.5%,并有近 60% 致残率。

因此,预防房颤引起的血栓栓塞事件,是房颤治疗策略中的重要环节。故应对老年患者进行卒中风险评估,对于疑似脑卒中的患者,院前处理的关键是迅速识别,目的是尽快对合适的急性缺血性脑卒中患者开始医疗救治,降低致残致死率。

【评估】

1. 卒中风险预测:房颤患者的血栓栓塞风险是连续和不断变化的,对于房颤患者应定期评估其血栓栓塞风险。对房颤患者血栓栓塞风险的评估推荐采用 CHA_2DS_2-VASc 评分方法,男性评分 ≥ 2 分、女性评分 ≥ 3 分推荐抗凝治疗;评分为 1 分(除外女性性别得分)者,根据获益与风险衡量,可考虑采用口服抗凝药。若评分为 0 分,不使用抗凝及抗血小板药物。女性性别在无其他脑卒中危险因素存在时不增加脑卒中风险。

CHA$_2$DS$_2$-VASc评分

危险因素	评分
充血性心力衰竭/左心功能不全	1
高血压	1
年龄≥75岁	2
糖尿病	1
卒中/短暂性脑缺血发作/血栓史	2
血管病变	1
年龄64~74岁	1
性别（女性）	1
总分	9

注：CHA$_2$DS$_2$-VASc[congestive heart failure, hypertension, age ≥ 75y(doubled), diabetes mellitus, stroke(doubled)-vascular disease, age 65~74 and sex category(female)]

（1）主要危险因素包括：既往有卒中史或者短暂性脑缺血发作、血栓栓塞、年龄 ≥ 75 岁。

（2）临床相关的非主要危险因素包括：心力衰竭（尤其是中重度的收缩期左心室功能不全，即左心室射血分数 ≤ 40%）、高血压或者糖尿病、女性、65~74 岁、血管病变（尤其是心肌梗死、复合型主动脉弓粥样硬化斑块以及外周动脉疾病）。

2.急性卒中识别：若患者突然出现以下任一症状时应考虑脑卒中的可能：①一侧肢体（伴或不伴面部）无力或麻木；②一侧面部麻木或口角歪斜；③说话不清或理解语言困难；④双眼向一侧凝视；⑤单眼或双眼视力丧失或模糊；⑥眩晕伴呕吐；⑦既往少见的严重头痛、呕吐；⑧意识障碍或抽搐。发病后的 3 小时，至多 4.5 小时内为卒中的黄金救治时间窗。

【 拓展 】

卒中评估量表

用卒中量表评估病情严重程度。常用量表有：①美国国立卫生研究院卒中量表(national institutes of health stroke scale，NIHSS)是目前国际上最常用的量表。②中国脑卒中患者临床神经功能缺损程度评分量表(1995)。③斯堪的纳维亚卒中量表(Scandinavian stroke scale，SSS)。

知识点链接

[1] 中华医学会神经病学分会，中华医学会神经病学分会脑血管病学组．中国缺血性脑卒中风险评估量表使用专家共识 [J]．中华神经科杂志，2016,49(7)：519-525.

[2] 中华医学会神经病学分会，中华医学会神经病学分会脑血管病学组．中国急性缺血性脑卒中诊治指南 (2018)[J]．中华神经科杂志，2018,51(9)：666-682.

老年综合征护理

一、如何降低老年患者药物相关性跌倒的发生?

【关键词】

药物相关性跌倒

【原因/表现】

1. 跌倒是老年人首位伤害死因,跌倒所致外伤是老年人外伤的重要原因,易导致软组织损伤、关节脱位、骨折和颅脑损伤。最严重的损伤是髋部骨折,侧身跌倒可增加髋部骨折风险 3~5 倍,若跌倒影响至近端股骨大粗隆,则髋部骨折风险可增加 30 倍。

2. 跌倒对老年人心理影响持续时间长、危害大,而害怕再次跌倒的心理可显著降低老年人的活动能力、灵活性以及独立性。

3. 老年人跌倒是多因素交互的结果,其中药物是引起跌倒的重要可调节因素。药物可引起意识、精神、视觉、步态、平衡等方面出现异常而导致跌倒,跌倒风险随着使用药物数量的增加而增加。

因此,加强易致跌倒药物管理以及采取积极措施预防跌倒事件发生,对降低跌倒发生率、减少伤害严重度有着极其重要的意义。

【护理措施】

1. 预防跌倒:是防止跌倒及跌倒损伤的主要手段,通过多因素跌倒评估与预防措施,可确认是否存在药物相关性跌倒危险因素;通过预防措施,可显著降低患者跌倒风险。

2. 评估时机:预防老年人是否存在药物相关性跌倒的时机为患者入院(或就诊)以及增加或改变药物剂量或种类时。

3. 评估工具：住院患者的常用跌倒风险评估量表包括 Morse 跌倒风险评估量表，Hendrich Ⅱ 跌倒风险评估量表、STRATIFY 评估量表等，其中临床最为常用的是 Morse 跌倒风险评估量表。

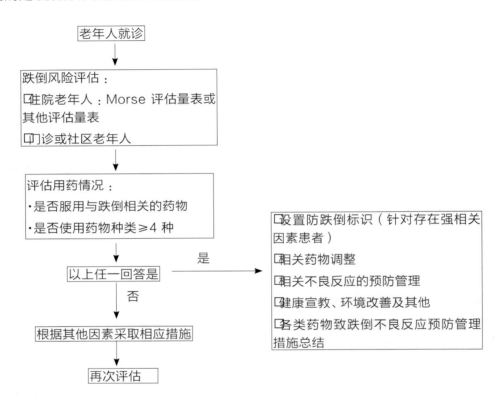

医院老年人跌倒风险评估流程图

【 拓展 】

药物相关性跌倒预防管理措施

致跌倒强相关药物因素

常用药物		预防管理措施
抗精神病药	第二代抗精神病药：氨磺必利、氯氮平、利培酮、齐拉西酮、喹硫平、帕利哌酮、布南色林	1. 防药物相关性跌倒警示标识 2. 尽量使用最小剂量，选择引起相应症状较少的药物，根据症状对症处理 （1）锥体外系反应：典型抗精神病药>利培酮、帕利哌酮>阿立哌唑、齐拉西酮>奥氮平、喹硫平>氯氮平 （2）镇静：氯氮平>奥氮平和喹硫平>利培酮和帕利哌酮>齐拉哌酮和阿立哌唑 （3）体位性低血压：喹硫平、氯氮平、利培酮和帕利哌酮以及低效价第一代抗精神病药物（如氟哌啶醇和氯丙嗪）较多见，其次是阿立哌唑，而奥氮平和齐拉西酮少见，常发生在药物快速加量或剂量偏大时
	第一代抗精神病药：氯丙嗪、奋乃静、氟哌啶醇	
抗抑郁药	TCA：阿米替林、多塞平	1. 防药物相关性跌倒警示标识 2. 镇静：TCA 和米氮平的镇静作用强于 SSRI 和 SNRI类：阿米替林>米氮平>帕罗西汀。减量，或在睡前给药，添加莫达非尼或哌甲酯 3. SSRI具有骨质疏松风险，进行骨密度监测，并添加特殊的治疗，以减少骨质流失（如钙和维生素D，双膦酸盐，选择性雌激素受体调节剂）
	四环类：曲唑酮	
	SSRI：氟西汀、舍曲林、帕罗西汀、西酞普兰、氟伏沙明	
	SNRI：文法拉辛、度洛西汀、米那普仑	
	NaSSA：米氮平	
	其他：安非他酮、碳酸锂	

续表

常用药物		预防管理措施
抗癫痫药	奥卡西平、卡马西平、丙戊酸、乙琥胺、拉莫三嗪、苯妥英钠、苯巴比妥、妥泰左、乙拉西坦	1. 防药物相关性跌倒警示标识 2. 抗癫痫药长期使用存在骨质疏松和骨折风险，应定期监测骨密度，防治骨质疏松
镇静催眠药	非苯二氮䓬类：佐匹克隆、右佐匹克隆、唑吡坦、扎来普隆	1. 防药物相关性跌倒警示标识 2. 老年人失眠治疗优先于非药物治疗 3. 老年人优先选择非苯二氮䓬类，应避免长期使用 4. 建议上床后服用药物 5. 镇静催眠药发生跌倒的时间一般在更换药物、改变剂量、夜晚如厕及早晨下床时，因此在以上时间段需对患者重点监护
	苯二氮䓬类：艾司唑仑、三唑仑、阿普唑仑、劳拉西泮、奥沙西泮、地西泮、咪达唑仑、氯硝西泮	
阿片类镇痛药	芬太尼、哌替啶、吗啡等	1. 防药物相关性跌倒警示标识 2. 存在中枢抑制作用、直立性低血压、肌肉松弛作用等致跌倒风险
髓袢利尿剂	呋塞米、托拉塞米、布美他尼	1. 防药物相关性跌倒警示标识 2. 可增加如厕频次，注意陪护，改善通道环境，注意防滑 3. 可建议早上服用，防止因起夜发生跌倒 4. 注意监测血压，防止低血压
强心苷类	洋地黄、地高辛	1. 防药物相关性跌倒警示标识 2. 监测心电图、视力情况
使用药物种类≥4种		1. 防药物相关性跌倒警示标识 2. 根据相应药物进行调整，尽量精简药物

知识点链接

广东药学会 . 老年人药物相关性跌倒预防管理专家共识 (2018).

二、如何对压疮高风险的老年患者进行体位管理?

【 关键词 】

压疮;体位管理

【 原因/表现 】

1. 压力、剪切力或者摩擦力是压疮形成的最直接因素,71% 的压疮发生在 70 岁及以上老年人中,压疮最多发生在受压迫和剪切力及有骨性突起部位。

2. 老年患者卧床时骶尾部平均压力及每小时压力总和较年轻患者大,即老年患者在同等压力及受压时间条件下,比年轻患者更容易发生压疮。

3. 剪切力与体位有密切的关系,当仰卧的患者头部抬高 30°时,可使身体下滑,与髋骨紧邻的组织将随着骨骼移动,但由于皮肤与床单的摩擦力,皮肤和皮下组织无法移动,剪切力使这些组织拉开,因而造成皮肤组织损伤。

4. 当剪切力持续存在超过 30 分钟,即可造成深部组织的不可逆损伤。

因此,为压疮高风险的老年患者更换体位,以缩短身体易发生压疮部位的受压时间,减轻受压程度,有助于患者舒适、清洁、有尊严,以及维持肢体功能位。

【 护理措施 】

1. 在床上妥善安置患者体位:

(1)除病情或治疗需要外,避免卧床患者长时间(超过 30 分钟)处于床头抬高超过 30°体位;侧卧位时保持背部与水平床面成 30°~40°夹角。

(2)避免使压力加大的躺卧姿势,如 90°侧卧位,或半坐卧位。

（3）若有必要在床上坐起，避免抬高床头或低头垂肩倚靠，这种姿势会对骶部和尾骨形成压力和剪切力。

（4）可把软枕等减压工具沿小腿全长垫起，确保足跟不与床面直接接触。

（5）安置体位时应避免皮肤与医疗器械直接接触。

2. 坐姿患者体位变换：

（1）为患者摆放体位，以维持其稳定性及全范围活动性。

（2）为患者选择一种可以接受的坐姿，使坐位有足够的倾斜度，以防止患者从轮椅或椅子上向前滑落。调整踏板和扶手，以维持合适的姿势，使压力得到再分布。

（3）当患者坐在床旁椅或轮椅里时，确保双足得到合适的支撑，或直接放在地上、脚凳上或踏板上。

（4）为患者选择一个合适的坐高。若患者的脚无法直接放在地上，应调整踏板高度，通过将大腿放置在略低于水平位的位置，使骨盆前倾。

（5）若患者腿不够长，则避免使用抬高型脚蹬。若腿部长度不足够且使用了抬高型脚蹬，将骨盆牵拉至骶部坐姿，会使尾骨和（或）骶骨压力加大。

（6）减少患者持续坐在椅子上的时间，以缓解压力。

（7）若有骶尾部压疮的患者要坐在椅子上，要把坐姿次数限制在每天 3 次，每次最多 60 分钟。咨询坐姿专家，求得合适的坐位表面和（或）摆放体位技术，以避免或尽可能减轻压疮所受压力。

3. 体位装置：

（1）勿使用环形或圈形器械。这些器械的边缘产生的高压区域会损害组织。

（2）不应使用下列"器械"来抬高足跟：合成羊皮垫；纸板，环形或圈形器械；静脉输液袋；充水手套。

4. 及时变换体位：

（1）根据患者病情、皮肤情况、床垫材质等调整体位变换的频率和减压部位。

（2）患者病情允许时，使用普通床垫应至少每 2 小时变换一次体位；使用高规格泡沫床垫可延长至每 3~4 小时变换一次体位。

（3）应掌握正确移动患者的技巧，操作过程中避免拖、拉、推、拽等动作。

【 拓展 】

"漂浮足跟"

"漂浮足跟"是通过体位变换预防和治疗足跟压疮的一种方法。推荐的方法是使用足跟托起装置沿小腿分散整个腿部的重量或使用泡沫垫沿小腿全长将足跟抬起，以完全解除足跟部压力，但不可将压力作用在跟腱；膝关节应呈轻度（5°~10°）屈曲（间接证据表明，关节过伸有可能导致腘静脉阻塞，诱发患者发生深静脉血栓）。

知识点链接

[1] "卧床患者常见并发症规范化护理干预模式的构建"项目组，中华护理学会行政管理专业委员会 . 卧床患者常见并发症护理专家共识 [J]. 中华护理管理，2018,18(6)：740-747.

[2] 王泠 . 2014 版国际《压疮预防和治疗：临床实践指南》解读 [J]. 中华护理管理，2016,16(5)：577-580.

[3] 欧洲压疮咨询小组（EPUAP），美国国家压疮咨询小组（NPUAP），泛太平洋压力损伤联盟 . 压疮预防和治疗：临床实践指南 (2014).

三、脑卒中老年患者发生失禁相关性皮炎的处理方法有哪些?

【关键词】

脑卒中;失禁相关性皮炎 (incontinence-associated dermatitis, IAD)

【原因/表现】

1. 失禁相关性皮炎在重症脑卒中患者中发生率高达 28%,同时也是导致压疮出现的公认的风险因素。

2. 失禁相关性皮炎产生的病理生理机制是潮湿环境使皮肤通透性及 pH 值上升、摩擦力上升,加上尿液和(或)粪便中酶类的刺激,最终导致皮肤产生炎症后破损。

3. 失禁相关性皮炎临床上可表现为皮肤红斑、皮温升高、皮肤破损、继发感染以及其他症状。

【护理措施】

1. 明确失禁原因并治疗:首先要对患者进行全面的评估,使用 IAD 评估工具进行评估与分类。明确失禁的原因,与医生沟通,针对病因采取措施,中断尿液和粪便对皮肤的刺激。

2. 结构化皮肤护理方案:清洗 – 保护 – 修复。

(1)护理目的:①清洗:移除尿液与粪便;②保护:避免尿液或粪便的浸渍和摩擦力;③修复:在适当的时候支持和维护屏障功能。

(2)具体措施:①清洗皮肤,减少皮肤暴露于排泄物中,每天或在每次大便失禁后清洗;②力度柔和,避免摩擦、用力擦洗皮肤;③避免普通(碱性)肥皂;④选择温和的 pH 值接近正常皮肤的免冲洗皮肤清洗液或含有清洗液的湿巾(专门设计用于失禁护理);⑤必要时使用柔软的一次性无纺布;⑥清洗之后用温和的方式使皮肤变干;⑦联合应用皮肤保护粉和保护膜,当皮肤糜烂或溃疡时:清洗 – 抹干 – 涂粉 – 喷膜 –30 秒后再喷膜;当皮肤潮红或起预防作用:清洗 – 抹干

– 喷膜。涂粉和喷膜的次数视患者失禁程度和皮肤情况而定，每天 2~6 次。但每次便后均应用生理盐水棉球进行清洗。

【 拓展 】

失禁相关性皮炎

失禁相关性皮炎描述的是暴露于尿液或粪便所造成的皮肤损伤。IAD是一种在大/小便失禁患者身上出现的刺激性接触性皮炎（皮肤炎症）。IAD也被称为会阴部皮炎、尿疹以及许多其他名称，它包含在一组更广泛的被称为潮湿环境相关性皮肤损伤（moisture-associated skin damage，MASD）之中。

1. 失禁相关性皮炎的评估工具：IAD干预工具、直肠周围皮肤评估工具、IAD皮肤损伤评估量表、IAD皮肤状况评估量表等。

2. 失禁相关性皮炎与压疮的区别：见下表

失禁相关性皮炎与压疮的区别

参数	失禁相关性皮炎	压疮
病史	大/小便失禁	暴露于压力/剪切力
症状	疼痛、烧灼感、瘙痒、刺痛	疼痛
位置	影响会阴、生殖器周围；臀部；臀沟；大腿上部内侧和后方；下背；可能会延伸至骨突处	通常覆盖骨突处或与医疗设备的位置相关
形状/边缘	受影响区域比较弥散，边缘界限模糊/可能有污渍	边缘或边界清晰
表现/深度	带红斑（苍白性或非苍白性）的完整皮肤，有/没有浅表性、部分皮肤层丧失	表现为带非苍白性红斑的完整皮肤、全部皮肤层丧失等；伤口基底可能含有坏死组织
其他	可能出现继发性浅表性皮肤感染（如念珠菌感染）	可能出现继发性软组织感染

四、对于老年痴呆患者如何进行非药物干预？

【 关键词 】

老年痴呆；非药物干预

【 原因/表现 】

药物治疗是目前痴呆治疗的主要方法，但痴呆患者的非药物治疗和药物治疗同等重要。治疗目的除了改善认知功能、延缓痴呆发展、抑制早期关键病变外，还包括提高患者生活能力和生活质量、减少痛苦、延长生存期、减少护理者的照料负担。

【 护理措施 】

非药物干预是指在药物治疗的基础上，联合行为、物理和环境改善策略等非药物疗法，干预方法如下：

1. 定期进行有氧运动可增强神经连接网络、提供神经保护作用和减缓神经退行性疾病的认知功能减退。

2. 认知功能训练和一系列个体化的活动可提高其认知水平和生活能力。

3. 对于出现精神症状和抑郁症的患者，在进行药物治疗前或药物治疗时，对其进行心理疏导和社会环境干预。

4. 对于痴呆患者的睡眠问题，可通过锻炼、睡眠教育等生活方式干预加以改善。

> 【拓展】
>
> **抗痴呆的主要药物**
>
> 1. 胆碱酯酶抑制剂（ChEls）：ChEls 增加突触间隙乙酰胆碱含量，是治疗轻中度痴呆的一线药物，代表药为多奈哌齐（donepezil）、卡巴拉汀（rivastigmine）和加兰他敏（galantamine）。
>
> 2. 兴奋性氨基酸受体拮抗剂：用于中重度痴呆的治疗，同时也是痴呆治疗的一线药物，代表药为美金刚（memantine）。针对不同亚型的痴呆以及痴呆发展的不同阶段，用药方案通常不同，应针对具体情况进行调整。

知识点链接

王伟，高凤乔，张瀚文，等.重视痴呆的诊断和生活质量提高——2018 年 NICE《痴呆的评估和管理指南》解读 [J]. 中国全科医学,2018,21(33)：4037-4040.

五、如何识别老年痴呆患者的精神行为症状?

【关键词】

老年痴呆；精神行为症状（behavioral and psychological symptoms of dementia，BPSD）

【概念】

痴呆的精神行为症状指痴呆患者除了记忆等认知功能损害之外，常常会出现感知觉、情感及思维行为的异常或紊乱，包括幻觉、错觉、妄想、焦虑、抑郁、淡漠、易激惹、冲动行为及脱抑制行为等。可出现在痴呆病程中的任何阶段，BPSD 对认知障碍加重有一定影响，BPSD 早期、频发出现提示痴呆病情进展较快。

【表现】

BPSD 可分为神经症性、情感性、精神病性人格改变和谵妄几类症候群。痴呆不同亚型 BPSD 特点见下表：

痴呆不同亚型BPSD常见临床表现

痴呆亚型	BPSD常见临床表现
阿尔茨海默病	淡漠、易激惹、抑郁、幻觉、妄想、激越、游荡、尾随等行为表现
血管性痴呆	抑郁、情绪不稳定、淡漠
额颞叶痴呆	脱抑制、冲动、刻板、强制性行为、性活动增多、破坏行为、淡漠
路易体痴呆	视幻觉、睡眠行为障碍、激越、妄想和淡漠
帕金森病痴呆	抑郁、幻觉
克–雅病	睡眠紊乱、幻觉、抑郁

知识点链接

中华医学会精神医学分会老年精神医学组.神经认知障碍精神行为症状群临床诊疗专家共识 [J]. 中华精神科杂志,2017,5(50)：335–339.

六、如何通过综合管理来降低老年痴呆患者住院期间走失？

【关键词】

老年痴呆；走失；综合管理

【原因/表现】

1.老年痴呆患者,尤其是中晚期患者多出现认知功能改变,表现为反应迟钝、无目的地闲逛、烦躁性游走、幻听或幻视等,尤其在病区护理人员少的情况下极易发生走失和夜游现象。

2.多方综合管理可以降低老年痴呆患者的走失，保证其安全。

【 评估 】

1.健康史：老年痴呆家族史，认知能力（记忆力和注意力等），情绪与性格特征（情绪低落、离群、抑郁和焦虑等）。

2.身体状况：主要为老年痴呆遗忘期、混乱期、极度痴呆期等临床表现的评估，如记忆力减退、近事记忆下降、易迷路、注意力不集中、失认、失写、失算、对人冷漠、日常生活能力下降和大小便失禁等。

3.社会心理状况：有无孤独、抑郁甚至自杀行为，以及家庭支持系统。

4.辅助检查：影像学检查（如 MRI）、心理学检查（如简易智力状态检查）。

【 护理措施 】

1.防走失。对住院老年痴呆患者实施封闭式管理，护理人员要班班清点人数，严格按照护理级别巡视病房。

2.定期检查门窗牢固度，防止患者扒开窗户发生意外。

3.根据老年痴呆患者伴发的精神症状，做好相应的措施。严密观察其思维动态，确认兴奋躁动难以管理时，给予适当约束。

4.寻找患者游走的原因，减低离开的欲望。例如：是否要如厕、想寻找食物、无所事事或是认路困难。了解原因后，根据原因做出适当的安排。

5.建立规律的生活，减少患者走失的机会。保留患者熟悉的环境及生活习惯，增加安全感。日间给患者安排一些熟悉又可以应付的活动（如散步、手工等）；减少午睡或晚间游走的机会，避免浓茶或咖啡等刺激性食物。

6.善用辅助用具减低走失机会。利用图画或文字做提示，增加患者环境辨识能力等。使用电子响闹工具（如感应门铃、离床报警器、走失报警器等），在患者离开住所时及时得知。让患者穿防走失衣服、袖带等。

7.增加患者走失后寻回的机会，如住院期间佩戴特殊颜色的手（脚）腕识别带，标明姓名、医院、科室、床号、联系电话等。鼓励患者随身携带写有自己名字、住址、近照及联络电话的平安卡，一旦迷失，及时联系。

8.需要患者的家庭和直接照护者积极参与及配合，并对其照护技能进行指导。

知识点链接

中国老年保健医学研究会老龄健康服务与标准化分会.居家（养护）失智老人评估、康复和照护专家建议[J].中国老年保健医学,2018,3(16)：34-39.

七、如何避免老年营养不良患者再喂养综合征的发生？

【关键词】

老年营养不良；再喂养综合征（refeeding syndrome，RFS）

【原因/表现】

1.再喂养综合征是临床营养治疗的较常见并发症。

2.患病人群常集中于危重症、肠瘘及老年营养不良患者。

3.再喂养综合征的严重营养不良者通常处于饥饿或半饥饿状态，碳水化合物摄入量明显减少，胰岛素分泌也相应减少，但胰高血糖素释放增加；体内脂肪和蛋白质分解取代外源性碳水化合物而成为能量来源；体内水电解质平衡失调和维生素贮备耗竭。

【护理措施】

1.对于老年营养不良患者，鉴别出再喂养综合征高危人群是预防和治疗的关键。

2. 在开始营养治疗前，检查电解质水平，纠正电解质紊乱，必要时可延时营养治疗 12~24 小时。

3. 经验性补充磷、钾、镁和多种维生素，对于高危人群给予肠内营养期间密切观察其代谢指标变化。

4. 营养治疗开始前至少 30 分钟静脉注射维生素 B_1 200~300mg。营养治疗 1~3 天，每日静脉注射或口服维生素 B_1 200~300mg，营养治疗全程应按照 2 倍膳食营养素参考摄入量（dietary reference intake，DRI）补充多种维生素。

5. 老年营养不良患者在进行营养补充时应遵循先少后多、先慢后快、先盐后糖、多菜少饭、逐步过渡的原则，及时纠正机体水电解质紊乱和补充维生素 B_1，一周后再逐渐达到目标量。

【 拓展 】

再喂养综合征的概念和诊断

1. 再喂养综合征的概念：指机体经过长期饥饿或营养不良后，重新摄入营养(包括经口摄食、肠内营养或肠外营养)后，出现以电解质紊乱（低磷、低钾和低镁血症）、维生素缺乏和水钠潴留为特征的一系列症状。通常在喂养开始一周内发生，主要症状为心律失常、心力衰竭、休克、呼吸困难；神经系统可出现瘫痪、震颤及幻觉等；胃肠道则表现为腹泻、便秘及肝功能异常。RFS易发生于营养不良患者，尤其数月内体质量下降>10%，其他如长期饥饿或禁食(绝食)、长期嗜酒及消耗性疾病等，也是高危人群。

2. 再喂养综合征的诊断：主要依靠对高危人群的鉴别并结合营养不良的持续时间，超过5~7天就属于高危因素，进一步结合电解质指标，当血磷低于0.5mmol/L即可做出相应的诊断。

知识点链接

[1] 中华医学会肠外肠内营养学分会，北京医学会肠外肠内营养学分会 . 维生素制剂临床应用专家共识 [J]. 中华外科杂志，2015，53(7)：481-487.

[2] 中华医学会老年医学分会 . 老年医学（病）科临床营养管理指导意见 [J]. 中华老年医学杂志，2015，34(12)：1388-1395.

八、如何为老年营养不良患者选择合适的口服营养补充液？

【关键词】

老年营养不良；口服营养补充液（oral nutritional supplement，ONS）

【原因/表现】

1. 在老年住院患者的临床营养管理中，强调经口营养摄入。

2. ONS 具有符合人体生理特点、方便、安全、经济、易于吸收且依从性较好等特点，是营养治疗的首选手段。

3. ONS 主要包括含多种营养物质的液态、半固体或粉状的肠内营养剂，能提供完整或部分营养素的需求，既可作为三餐以外的营养补充，也可作为人体唯一的营养来源，满足机体需要。

4. ONS 可以在饮食基础上提供额外的能量供给，当额外能量供给达400~600kcal/d 时，有助于机体营养状况的改善。

【护理措施】

1. 配方选择：

（1）配方角度：整蛋白制剂可满足大多数患者的 ONS 需求。

（2）消化吸收功能障碍者：适合短肽和氨基酸配方。

（3）限液或高代谢者：高能配方。

（4）糖尿病者：糖尿病专用配方。

（5）肝胆胰疾病者：含中链三生醛甘油（MCT）配方。

（6）慢性肾病：优质蛋白配方。

（7）腹泻 / 便秘患者：含混合膳食纤维配方。

2. 能量选择：患者进食量不足目标量 80% 时，推荐 ONS。ONS 补充量充足与否可以从体力状况和体重变化（包括体重下降和体重不增）两方面判断。当体重上升、体力恢复至一定程度才说明达到了需要量。

3. 给予方式和速度选择：应在两餐间或餐时服用，摄入量 400~600kcal/d 或啜饮（50~100ml/h）。

4. 干预调整：ONS+ 管饲者，经口摄入量达到目标量的 50%，可逐渐减少管饲喂养量；达 80%，即可停管饲；饮食 +ONS 者，ONS 减量至 200kcal/d 后，体质指数 ≥ 20kg/m^2 或体质量增加 1~2kg/ 月，可停 ONS。随疾病康复，管饲由连续输注过渡至间断输注，ONS 由少量多次过渡至餐间口服。

【 拓展 】

口服营养补充液

口服营养补充液是指除了正常食物以外，经口摄入特殊医学用途（配方）食品以补充日常饮食的不足。肠内营养制剂或特殊医学用途（配方）食品以前常被称为口服营养补充剂。

ONS治疗一段时间后才能体现出其营养治疗的效果，持续的时间因人而异，一般推荐 ONS 不应少于1个月，关键是总摄入量能否满足日常机体需求。

腹泻是ONS常见的胃肠道反应，主要原因是不同患者的耐受性存在差异。治疗前指导患者及家属包括用量、制剂冲调和饮用方法等，以减少不良反应的发生。

知识点链接

[1] 中华医学会老年医学分会 . 老年医学（病）科临床营养管理指导意见 [J]. 中华老年医学杂志,2015，34(12)：1388-1395.

[2] 石汉平，曹伟新，江志伟，等 . 口服营养补充的临床应用 [J]. 肿瘤代谢与营养电子杂志,2016,3(4)：229-233.

九、如何对老年夜间多尿症患者进行护理评估和干预?

【关键词】

老年夜间多尿症;护理评估和干预

【评估】

1. 夜间多尿指数(nocturnal polyuria index,NPi):NPi= 夜间尿量 /24 小时尿量;老年人 NPi > 0.33 即为夜间多尿。

2. 实验室检查:抗利尿激素有无夜间减少。

3. 药物:是否使用利尿剂。

4. 睡前液体摄入量:是否过多。

5. 病史:有无充血性心力衰竭、阻塞性睡眠呼吸暂停综合征、肾功能不全等疾病。

【拓展】

老年人夜尿症

夜尿症是常见的老年综合征之一,老年人夜尿症是指老年人夜间迫于尿意而需起床排尿≥2 次,并且每次均中断睡眠。我国一项对中老年人夜尿增多的流行病学调查结果显示,70岁以上老年人夜尿症的患病率高达48.9%,并且发病率随着年龄增加而增高。夜尿症会严重危害老年人的身体健康,降低老年患者的生活质量,增加老年人跌倒风险及心血管事件的发生率。因此,需早期识别,明确病因,积极干预。

【 护理措施 】

　　1. 排尿日记（频率／尿量表）：记录排尿的频次及排尿量，包括 24 小时排尿次数、夜尿量、晨尿量、总尿量、睡眠时间以及 24 小时饮水量等。

　　2. 确定病因并积极治疗：如白天尿少、夜间尿多，短时间内体重增加，但没有尿频、排尿困难症状，应警惕充血性心力衰竭；如有长期高血压病史，夜尿增多合并低比重尿、尿渗透压降低，应注意排除良性小动脉性肾硬化症等；有效控制糖尿病患者的血糖水平；合理使用利尿剂；控制睡前液体摄入等。

　　3. 药物治疗：国内专家共识推荐夜间多尿可使用去氨加压素治疗，能减轻夜尿症状，提高睡眠和生活质量，但老年人有低钠血症发生风险，应注意监测，心功能不全患者禁用。利尿剂（如氢氯噻嗪、呋塞米等）可作为不能耐受去氨加压素的夜间多尿患者的二线药物，尤其是对伴有下肢静脉功能不全及心力衰竭的患者可能效果更佳。患者应在睡前 8 小时服用利尿剂，减少睡前液体潴留，禁止睡前服用利尿剂，避免加重夜尿症状。对伴有睡眠呼吸暂停的夜尿症患者，给予持续正压通气治疗可能会减轻夜尿症状。

　　4. 防范夜间跌倒：跌倒是老年人夜尿症最常见、最直接的次生伤害，需积极防范。重点是优化卧室、卫生间以及两者间的通道环境，注意地面防滑，确保通道无障碍化、光线充足，安装扶手和呼救设备。

　　5. 生活方式调整与行为干预：加强锻炼，增强体质，尤其是加强盆底功能锻炼，增强盆底肌收缩力；控制钠盐的摄入。WHO 推荐，钠盐摄入量以 ≤ 5g/d 为宜，如存在水钠潴留（如全身或下肢水肿），则以 ≤ 3g/d 为宜；控制总液体量的摄入；规范利尿剂的应用；睡前采用多次排尿法尽力排空膀胱或减少残余尿。

【 评价 】

　　1. 夜间排尿频次减少。

　　2. 夜间睡眠障碍改善。

知识点链接

[1] 孟亚莉,郑松柏.老年人夜尿症的危害及其治疗和管理策略 [J]. 中华老年病研究电子杂志,2018,5(3):19-23.

[2] 黄双,郝通利.老年性夜尿症的抗利尿治疗 [J]. 中华保健医学杂志,2013,15(3):278-279.

[3] 谢慈妹,刘洁珍,马胜利,等.责任制个性化护理干预对改善老年男性患者夜尿症效果的影响 [J]. 国际医疗卫生导报,2017,23(7):946-948.

十、引起老年药物相关性便秘发生的常见药物有哪些?如何护理?

【 关键词 】

药物相关性便秘

【 评估 】

引起药物相关性便秘的常见药物有:

1. 抗胆碱类药物:阿托品、山莨菪碱等大剂量或合并应用时,可引起肠梗阻。

2. 抗精神病药物:抗抑郁药中的阿米替林、多塞平等,抗焦虑药中的地西泮、氯氮卓等,均有不同程度的抗胆碱作用。

3. 含阳离子制剂:氢氧化铝、碳酸钙、铁剂、硫酸钡及铋剂。

4. 抗肿瘤药物:长春新碱等。

5. 麻醉性镇静药:吗啡对胃肠道平滑肌有直接作用,使括约肌收缩而使纵向肌张力减弱,导致胃肠分节增加而蠕动缓慢;而且会使胃肠消化液分泌减少,使胃肠内容物干燥,导致便秘。

6.刺激性泻药：长期应用刺激性泻药，如蓖麻油、酚酞以及大黄、番泻叶等蒽醌类药或直肠栓剂，可因减少直肠的排便反射引起迟缓性便秘。一般停药后可逆转。

【 护理措施 】

保证充分的水分和纤维摄入，适宜的锻炼活动以及禁止滥用泻药是预防药源性便秘的良好措施。

1.摄入水分充足：充足的水分摄入是维持体内水分平衡、防治大便干燥的基本要求。每日 1500~2500ml，或多喝汤类，多吃水果。

2.增加膳食纤维：纤维不能被吸收，能使粪便膨胀且刺激结肠蠕动，促进排便。富含纤维的食品包括麦麸、水果、蔬菜、燕麦、玉米、大豆等。

3.适宜的体育锻炼：特别是腹肌锻炼有利于胃肠功能的恢复。

4.禁止滥用泻药：泻药达到通便的目的即可停药。

5.养成良好的生活习惯和排便习惯：避免过度劳累或抑郁情绪，保持乐观的生活态度，养成定时排便的习惯，建立良好的排便规律。

知识点链接

[1] 许家仁 . 老年护理 [M]. 北京：人民卫生出版社,2017.

[2] 叶国富 . 药源性便秘的诊断与治疗 [J]. 北方药学,2013,10(10)：21.

十一、老年人使用通便药物治疗时的观察要点有哪些?

【关键词】

通便药物治疗

【评估】

1. 容积性泻药:代表药物有欧车前、麦麸、车前草及甲基纤维素。用药过程中应注意补充适量水分,以防肠道机械性梗阻。粪便嵌塞、疑有肠梗阻的患者应慎用。

2. 渗透性泻药:常用药物有乳果糖、聚乙二醇以及盐类泻药(如硫酸镁等)。盐类泻药过量应用会导致电解质紊乱,硫酸镁可引起高镁血症等,应注意观察水电解质情况。少数患者因腹泻、胃肠胀气等不良反应,用药护理时也需关注。

3. 刺激性泻药:包括比沙可啶、蓖麻油、蒽醌类药物(如大黄、番泻叶及麻仁丸、木香理气片、苁蓉润肠口服液、当归龙荟片、通便宁片等中成药)等。注意观察长期应用者是否产生药物依赖和大便失禁,其中长期服用蒽醌类药物者应注意结肠黑变病。

4. 润滑性药物:包括甘油、液状石蜡、多库酯钠等,可以口服或制成灌肠剂。长期应用者应观察有无脂溶性维生素吸收不良。

5. 促动力药:观察有无腹泻、腹痛、恶心和头痛等药物常见不良反应。

【拓展】

老年人慢性功能性便秘的四个亚型

1. 慢传输型便秘:结肠传输时间延长,主要表现为排便次数减少、粪便干硬、排便费力。

2. 排便障碍型便秘:即功能性排便障碍,主要表现为排便费力、排便不尽感、排便时肛门直肠堵塞感、排便费时,甚至需要手法辅助排便等,在老年人中多见。

3. 混合型便秘:患者同时存在结肠传输延缓和肛门直肠排便障碍。

4. 正常传输型便秘:多见于便秘型肠易激综合征,腹痛、腹部不适与便秘相关,排便后症状可缓解,老年人较少见。

知识点链接

[1] 许家仁 . 老年护理 [M]. 北京：人民卫生出版社,2017.

[2] 中华医学会老年医学分会, 中华老年医学杂志编辑委员会 . 老年人慢性便秘的评估与处理专家共识 [J]. 中华老年医学杂志,2017,36(4)：371-381.

十二、如何帮助老年睡眠障碍患者建立良好的睡眠习惯?

【 关键词 】

睡眠障碍；睡眠习惯

【 护理措施 】

1. 鼓励患者进行规律锻炼，增加室外活动时间，可安排在上午或下午，避免晚上运动。

2. 避免白天频繁小憩。

3. 睡前避免烟、酒、咖啡或茶等兴奋性物质，晚餐不宜过饱。

4. 临睡前 1~2 小时避免过于紧张的脑力和体力活动，可听一些使人轻松的音乐，以利于入睡。

5. 保持睡眠环境黑暗、安静、舒适，不放置电视、音响、电脑等。

6. 卧室温度 18~25℃，湿度 40%~70% 较适宜睡眠。

7. 选择软硬合适、透气的床垫，不宜选择海绵床垫及化纤被褥。

8. 选择圆柱形枕头，扁平枕头更有利于睡眠，填充物以荞麦壳、稻谷壳为宜。

【拓展】

睡眠障碍的定义

睡眠障碍是由于各种原因引起的人体睡眠和觉醒机制失常，从而造成以睡眠不足和睡眠过多为主要表现的一系列睡眠和觉醒状态有关的疾病。

知识点链接

[1] 喻京英. 睡眠障碍——国人应重视的健康威胁 [N]. 人民日报海外版,2019-03-30(009).

[2]PRAHARA S K , GUPTA R , GAUR N . Clinical Practice Guideline on Management of Sleep Disorders in the Elderly[J]. Indian Journal of Psychiatry, 2018, 60(Suppl 3)：S383-S396.

[3]BLOOM HG, AHMED I, ALESSI CA, et al. Evidence-based recommendations for the assessment and management of sleep disorders in older persons[J]. J Am Geriatr Soc, 2009, 57(5)：761-789.

十三、老年人服用安眠药的常见误区有哪些?

【关键词】

安眠药；误区

【评估】

老年人服用安眠药的常见误区包括：

1. 服药后立即入睡。

2. 无法入睡时再服。

3. 服药时间不固定。

4. 安眠药与果汁、酒、茶等同服。

【 护理措施 】

1. 服药后稍后再入睡。药物需要经消化吸收后才起作用，刚吃药就躺下，药效尚未起作用，长时间没睡着，不仅会产生焦虑感，还会怀疑药效。

2. 不要到实在无法入睡时再服药。直到很晚还没睡着才服药，这样很有可能让病情越来越严重。

3. 服药时间尽量固定。患者想起来就服药，想不起来就不服药，或者因为生活习惯很不规律，所以服药的时间也不规律，就很容易扰乱生物钟，让睡眠障碍更严重。

4. 安眠药不能与果汁、酒类、运动饮料、茶、咖啡及牛奶等同服，导致药效降低，加重睡眠障碍。一般建议用清水服药最合适、最安全。

【 拓展 】

失眠的主要症状

失眠的主要症状包括入睡困难(入睡潜伏期超过30分钟)、睡眠维持障碍(整夜觉醒次数≥2次)、早醒、睡眠质量下降和总睡眠时间减少(通常少于6.5小时)，同时伴有日间功能障碍。失眠引起的日间功能障碍主要包括疲劳、情绪低落或激惹、躯体不适、认知障碍等。

知识点链接

[1] 中华医学会神经病学分会，中华医学会神经病学分会睡眠障碍学组 . 中国成人失眠诊断与治疗指南(2017 版)[J]. 中华神经科杂志,2018,51(5)：324-335.

[2]ABAD VC，GUILLEMINAULT C.Insomnia in Elderly Patients：Recommendations for Pharmacological Management[J]. Drugs Aging, 2018, 35(9)：791-817.

十四、老年抑郁障碍患者自杀危险因素有哪些？如何干预？

【关键词】

　　抑郁障碍；自杀；干预

【评估】

　　老年抑郁障碍患者自杀危险因素包括：严重的抑郁发作、精神病性症状、焦虑/激越、自卑和孤独、躯体疾病终末期、缺乏家庭支持和经济困难等。

【护理措施】

　　1. 正规治疗，控制抑郁症状，包括：①基础治疗：保障营养摄入和积极治疗基础躯体疾病，鼓励患者规律起居、参加娱乐活动、增加人际交往等，丰富生活内容。②药物治疗：治疗过程中观察用药依从性、药物不良反应，减停或换药应逐渐进行。③心理治疗：配合医生观察疗效。④生物物理治疗：改良电休克治疗疗效备受肯定，应配合医生治疗，并观察疗效。

　　2. 对于躯体疾病终末期者，可请心理医生会诊，必要时进行安宁疗护。

　　3. 对于缺乏家庭支持和经济困难者，可主动联系患者家人，帮助患者申请可能的医疗补助。

知识点链接

中华医学会精神医学分会老年精神医学组. 老年期抑郁障碍诊疗专家共识 [J]. 中华精神科杂志,2017,50(5)：329-334.

十五、如何通过综合防治策略来提高老年患者的肌力?

【 关键词 】

肌力;综合防治策略

【 护理措施 】

提高老年人的肌力需要通过综合干预,包括:

1. 运动锻炼:是获得和保持肌量和肌力最为有效的手段之一。老年人运动方式的选择需要因人而异。采用主动运动和被动活动,肌肉训练与康复相结合的手段,达到增加肌量和肌力,改善运动能力和平衡能力。推荐阻抗运动,如哑铃,可由运动治疗师为老年人制订安全、科学、有效的个体化运动方案。

2. 补充蛋白质:大多数老年人存在热量和蛋白质摄入不足,因此,建议老年人在日常生活中要保持平衡膳食和充足营养,必要时考虑蛋白质或氨基酸营养补充治疗。

3. 补充维生素 D:维生素 D 不足和缺乏在人群中普遍存在,补充普通维生素 D 对增加肌肉强度、预防跌倒和骨折更有意义。

4. 药物治疗:临床上治疗其他疾病的部分药物可能使肌肉获益,进而扩展用于肌肉减少症,包括同化激素、活性维生素 D、β 肾上腺能受体兴奋剂、血管紧张素转换酶抑制剂、生长激素等。

5. 康复治疗:主要包括运动疗法和物理因子治疗,有氧运动和抗阻训练均能减少随着年龄增加的肌肉质量和肌肉力量的下降。对缺乏运动或受身体条件制约不能运动的老年人可使用水疗、全身振动和功能性电刺激等物理治疗。此外,其他物理因子,如电磁场、超声等在肌肉减少的防治中也有一定作用,但具体作用机制和应用条件还有待进一步明确。

【拓展】

活动障碍综合征（dysmobility syndrome）

肌肉减少症、骨质疏松症和骨折的发生均随增龄而增加，肌肉减少症和骨质疏松症相伴出现被统称为活动障碍综合征，是致使老年人易于跌倒和骨折，继而成为老年人群致残、致死的主要原因之一。

知识点链接

[1] 中华医学会骨质疏松和骨矿盐疾病分会 . 肌少症共识 [J]. 中华骨质疏松和骨矿盐疾病杂志,2016,9(3)：215-227.

[2] DENT E, MORLEY JE, CRUZ-JENTOFT A J, et al. International Clinical Practice Guidelines for Sarcopenia(ICFSR)：Screening, Diagnosis and Management[J]. J Nutr Health Aging,2018,22(10)：1148-1161.

十六、老年人多重用药的风险管理原则是什么？

【关键词】

多重用药；风险管理原则

【护理措施】

多重用药在老年人中十分普遍，存在过度、不恰当的用药现象，药物不良反应增加，药物相互作用增加，错服、漏服增加，给健康带来危害。需要加强管理，其原则是：

1. 联合用药应注意剂量个体化，"少而精"。选择药物各自的最佳服药剂量和时间，延长联合用药的时间间隔。

2. 推广由药师和临床医生共同参与临床治疗团队的模式，鼓励药师参与临床查房、会诊和药物治疗工作。

3.鼓励老年患者按时门诊随访。家属需定时检查老年患者用药情况,做到按时按规定剂量服药。教育老年人及其家属避免随意自我药疗。不宜凭自己的经验自作主张,随便联合用药,包括处方药、非处方药物、中草药、食品添加剂和各类保健品。不要轻信民间"偏方"、"秘方",以免造成不良药物相互作用。

【 拓展 】

多重用药

诊断标准目前尚未达成共识,当前临床应用最为广泛的标准通常是将应用5种及以上药品视为多重用药。用药超过10种及以上的称为超多重用药。

知识点链接

[1] 中国老年保健医学研究会老年内分泌与代谢病分会,中国毒理学会临床毒理专业委员会.老年人多重用药安全管理专家共识 [J].中国糖尿病杂志,2018,26(9):705-717.

[2] 胡亦新,余小平.中国老年医疗照护技能篇(常见疾病和老年综合征)[M].北京:人民卫生出版社,2017.

十七、如何帮助耳聋老年患者选择及正确使用助听器?

【 关键词 】

耳聋;助听器

【 评估 】

助听器可被用来补偿绝大多数的听力损失,而不当佩戴助听器有害无益。在选择和使用助听器时应注意以下几点:

1.选配助听器一定要到正规验配机构,根据听力检查结果,结合年龄、耳聋的原因及经济状况,选择适合的助听器。

2. 配戴前要尽可能详细地了解助听器的功能、使用方法和使用中的注意事项。耳道式助听器需每天清洁，因此，眼、手不利的老人最好选择配戴耳背式。

3. 争取家人的支持和配合，提升患者的自信心和对助听器的认同感。

4. 老人在使用助听器时存在一个适应过程。刚戴助听器时，可在安静环境中听取比较单纯的声音，例如钟表的滴答声。过一段时间后，再练习听自己的说话声，逐渐过渡到听几个人在一起时的谈话声，听收音机和电视机的声音。最后，才能到环境复杂的公共场所去。

【 拓展 】

世界卫生组织听力损失分级标准（1997）

语言频率平均听阈（dBHL）	分级	会话情况
<25	听力正常	
26~40	轻度听力损失	小声困难
41~60	中度听力损失	一般谈话困难
61~80	重度听力损失	大声谈话困难
>80	极重度听力损失	听不到

注：语言频率指 500Hz、1000Hz、2000Hz、4000Hz

知识点链接

[1] 胡亦新，余小平 . 中国老年医疗照护技能篇（常见疾病和老年综合征）[M]. 北京：人民卫生出版社,2017.

[2] 中华医学会健康管理学分会,《中华健康管理学杂志》编辑委员会 . 中国体检人群听力筛查专家共识 [J]. 中华健康管理学杂志,2016,10(6)：420-423.

[3] 王博，王婷婷 . 助听器在老年性耳聋中的应用进展研究 [J]. 养生保健指南,2018,(26)：349.

十八、老年皮肤瘙痒症的原因及护理措施有哪些?

【关键词】

皮肤瘙痒症

【原因/表现】

老年皮肤瘙痒症指年龄 ≥ 60 岁,仅有皮肤瘙痒而无明显原发疹,每日或几乎每日瘙痒持续 6 周以上,可累及全身或局部皮肤。引发老年皮肤瘙痒的原因通常为皮肤源性、系统疾病、神经源性及精神源性等,还与老年患者年龄、生理及代谢特点有关。

1. 免疫衰老:老年人由于幼稚 T 细胞逐渐缺失,免疫系统普遍具有促炎症反应以及 T、B 细胞功能异常两大特点。表现为一些患者更加敏感或者出现明显的辅助性 T 细胞 2(Th2) 优势。

2. 老年皮肤屏障功能受损:皮肤不能阻止潜在的抗原,使细胞因子释放,启动皮肤屏障修复过程中促炎过程,导致瘙痒发生。

3. 老年神经病变:老年人感觉神经病变可引起泛发性瘙痒,以糖尿病周围神经病变最为常见;神经病变也可以引起局限性瘙痒症,以肛门生殖器部位最为常见。在这类患者中,绝大多数患者均可检查出腰骶神经根病变。

【护理措施】

1. 多与患者沟通谈心,介绍病情及治疗方法,消除其顾虑,让患者心情舒畅,乐观对待疾病。

2. 观察瘙痒部位、性质、程度;观察皮损分布、面积及渗液等情况,有无继发感染。

3. 病室注意通风,定期消毒。保持皮肤清洁,避免搔抓、热水刺激;瘙痒明显时,给予止痒药物。

4. 患者的内衣以松软棉织品为宜，保持床褥干燥、整洁。渗液明显时可进行冷湿敷，铺好护垫，防止浸湿床单被褥。

5. 禁食海鲜、辛辣食物，少喝咖啡、酒等。避免接触诱发加重因素，对花粉、尘螨过敏者，室内不宜放置鲜花。

6. 寻找致病和诱发因素，生活起居规律，避免劳累、精神紧张、保持心情愉快。

7. 复发后及时医治，避免疾病加重。

知识点链接

王宏伟，张洁尘. 老年皮肤瘙痒症诊断与治疗专家共识 [J]. 中国皮肤性病学杂志，2018，32(11)：9-13.

十九、老年慢性便秘患者行肠镜检查前的肠道准备注意事项有哪些？

【关键词】

老年慢性便秘；肠镜检查；肠道准备

【护理措施】

1. 老年慢性便秘患者，肠道准备可采用分次服用、预先使用缓泻剂或联合使用促胃肠动力药物的方法提高效果。PEG 清洁剂建议分 2 次口服，在正式肠道准备前 2~3 天服用缓泻剂（如吡沙可啶、番泻叶、果导等），或 PEG 服用前 30 分钟加服莫沙必利 10~15mg，可提高 PEG 肠道准备的质量。

2. 老年慢性便秘患者在肠道准备期间可予以静脉补液等措施，保持水和电解质平衡，以防止末梢循环障碍诱发脑梗或心梗。

3. 老年慢性便秘患者应该避免粗暴的灌肠操作，以不引起结肠黏膜的改变，不引起患者不适为宜，做好沟通，提高其依从性。

4. 老年慢性便秘患者合并有心功能不全、呼吸功能衰竭、意识障碍、老年痴呆和在内镜检查中难以合作者为禁忌证。

【 拓展 】

Bristol粪便形态分型

1型：分散硬便，似坚果；

2型：腊肠型，块状；

3型：似腊肠，表面有裂缝；

4型：似腊肠或蛇，光滑、柔软；

5型：软团状，有清晰边缘；

6型：松散状，边缘不规则，稀糊便；

7型：水样便，没有固状物（完全液态）。

知识点链接

[1] 中华医学会消化内镜学分会 . 中国消化内镜诊疗相关肠道准备指南(草案)[J]. 中华消化内镜杂志，2013,30(9)：481–483.

[2] 中华医学会消化内镜学分会老年消化内镜协作组 . 老年患者消化内镜操作指南 [J]. 中华消化内镜杂志，2009,26(1)：4–5.

老年慢病护理

一、如何为老年高血压合并冠心病患者制订个体化降压目标?

【关键词】

老年高血压;冠心病;个体化降压目标

【评估】

1. 评估心血管风险水平分层、冠心病的临床分型、是否伴有心力衰竭或肺淤血、是否有其他合并症及有无低血压灌注引起的心绞痛。

2. 评估个人意愿、长期承受能力、远程医疗与社区环境的支持、家庭支持、经济情况、药物疗效、耐受性和依从性。

3. 评估饮食习惯、有无烟酒嗜好及量、睡眠情况、日常运动量和体质量指数。

【护理措施】

1. 年龄 ≥ 65 岁,高血压合并冠心病,收缩压控制在 130~140mmHg,舒张压控制在 70~80mmHg。

2. 对于年龄 < 80 岁者,血压控制目标为 < 140/90mmHg。若一般状况好、能耐受降压治疗,尤其伴既往心肌梗死者,可降至 < 130/80mmHg。应注意舒张压不宜降至 60mmHg 以下。

3. 对于 ≥ 80 岁者,血压控制目标为 < 150/90mmHg,如耐受性良好,可进一步降至 140/90mmHg 以下。

4. 对于脉压增大 (≥ 60mmHg) 者强调收缩压达标。舒张压 < 60mmHg 时,需在密切监测下逐步降至目标收缩压。

5. 高龄、存在冠状动脉严重狭窄病变的老年患者,血压不宜过低。

【拓展】

老年高血压合并冠心病患者降压药物的选择

应遵循个体化、分级达标治疗策略。降压药物从小剂量开始，逐渐增加剂量或种类，使血压平稳达标。若出现降压治疗相关的心绞痛症状，应减少降压药物剂量并寻找可能的诱因。

1. 稳定性心绞痛的降压药物选择：β受体阻滞剂和钙通道阻滞剂（CCB）可以降低心肌耗氧量，减少心绞痛发作，应作为首选。血压控制不理想，可以联合使用血管紧张素转化酶抑制剂（ACEI）/血管紧张素受体拮抗剂（ARB）以及利尿剂。

2. 非ST段抬高急性冠脉综合征的降压药物选择：恶化劳力型心绞痛患者仍以β受体阻滞剂、CCB作为首选，血压控制不理想，可联合使用肾素–血管紧张素系统（RAS）抑制剂以及利尿剂。另外，当考虑血管痉挛因素存在时，应该注意避免使用大剂量的β受体阻滞剂，因有可能诱发冠状动脉痉挛。

3. 急性ST段抬高心肌梗死的降压药物选择：β受体阻滞剂和RAS抑制剂在心梗后长期服用作为二级预防可以明显改善患者的远期预后，没有禁忌证者应早期使用。血压控制不理想时可以联合使用CCB及利尿剂。

【评价】

患者血压稳定在目标范围。

知识点链接

[1]《中国高血压防治指南》修订委员会. 中国高血压防治指南 2018 年修订版 [J]. 心脑血管病防治,2019,19(1)：1–45.

[2] 郑刚. 对最新高血压指南中老年高血压管理的要点解读 [J]. 中华老年心脑血管病杂志,2019,21(2)：221–224.

[3] 中国老年医学学会高血压分会，国家老年疾病临床医学研究中心中国老年心血管病防治联盟. 中国老年高血压管理指南 2019[J]. 中华老年多器官疾病杂志,2019,18(2)：81–106.

二、如何对老年高血压患者出现餐后低血压进行识别与护理？

【关键词】

老年高血压；餐后低血压（postprandial hypotension，PPH）

【评估】

1. 询问病史和平时血压控制程度、有无其他诱因及诊室外血压测量值。

2. 测量血压，判断血压下降程度及有无伴发心脑血管缺血症状。

3. 评估药物治疗情况及曾经发生过的药物不良反应。

4. 评估患者头晕等症状是否与进食相关，并评估患者进餐量、饮食结构、进餐持续时间及进餐后有无运动和运动量。

5. 排除体位改变、血容量不足、心排血量减少、心功能不全及其他可能引起低血压的因素。

【原因/表现】

1. 餐后低血压的发生与交感神经功能、压力感受器、体液因素、外周静脉阻力、内脏血流及胃排空因素相关。

2. 血压变化的昼夜节律、体位性低血压、糖尿病也与 PPH 有关。

3. 食物种类、食物温度、用餐时间及频率和用餐体位均与 PPH 相关，高碳水化合物和高脂肪饮食、卧位进餐更易导致 PPH，早餐后 PPH 发生率高于中、晚餐。

4. 餐前血压过高可导致更严重的餐后低血压。

5. 神经系统药物、心血管药物是 PPH 的危险因素，其中利尿剂对餐后血压的影响尤甚。

6. 多数老年人在发生 PPH 时无临床表现，部分患者可表现为嗜睡、恶心、头晕、乏力跌倒、晕厥、心绞痛等心脑缺血症状。

【 拓展 】

餐后低血压

餐后低血压指餐后2小时内收缩压较餐前下降20mmHg以上；或餐前收缩压≥100mmHg，而餐后＜90mmHg；或餐后血压下降未达到上述标准，但出现餐后心脑缺血症状。

【 护理措施 】

    1. 如患者表现为心脑缺血症状，应卧床休息，暂时避免不必要的活动。提供所需的生活护理，避免跌倒等不良事件。密切观察病情变化，必要时予以心电监护，监测血压、脉搏、心率等。

    2. 选择合理的给药时间，密切观察用药效果，避免降压药的作用高峰时段与PPH的叠加效应导致餐后血压过低。

    3. 控制进餐条件，如餐前适量饮水，控制进餐量、调整饮食结构、缩短进餐时间、适当摄入钠盐等。

    4. 餐后适度运动并关注进餐前后的血压变化，及时发现PPH的发生。

    5. 做好心理护理，避免焦虑、恐惧、紧张等不良情绪。

    6. 病情稳定后指导患者避免诱因的方法，如饮食调整、保证休息与睡眠、防止过度疲劳、保持良好的精神状态、选择合适的运动项目适当锻炼等。

【 评价 】

    1. 患者血压达标且未发生PPH。

    2. 及时识别PPH，并避免因此造成的不良后果。

知识点链接

[1] 中国老年医学学会高血压分会, 国家老年疾病临床医学研究中心中国老年心血管病防治联盟. 中国老年高血压管理指南 2019[J]. 中华老年多器官疾病杂志, 2019, 18(2): 81-106.

[2] 王鸿懿. 2018 欧洲高血压防治指南解读 [J]. 中国医学前沿杂志(电子版), 2018, 10(10): 20-27.

[3] 乔薇, 李靖, 李瑛. 阿卡波糖治疗老年餐后低血压合并糖代谢异常患者的疗效及机制研究 [J]. 中华老年医学杂志, 2016, 35(10): 1087-1090.

[4] 邹晓, 司全金, 王海军. 高龄老年餐后低血压的临床特点及防治策略的研究 [J]. 中华老年心脑血管病杂志, 2013, 15(3): 251-254.

[5] 林艺彤, 汪海娅. 老年餐后低血压的研究进展 [J]. 老年医学与保健, 2016, 22(6): 431-433.

三、老年体位性低血压合并卧位高血压的判断及护理要点有哪些?

【关键词】

体位性低血压(orthostatic hypotension, OH);卧位高血压(supine hypertension, SH)

【评估】

1. 评估患者的卧位、立位血压及平时血压控制的程度。

2. 评估体位性低血压的临床表现, 如有无疲乏、头晕、目眩、晕厥、跌倒、疼痛、衰弱等。

3. 评估体位性低血压是否与药物相关, 如是否服用了 α 受体阻滞剂、利尿剂或三环类抗抑郁药物等易加重体位性低血压的药物, 并排除血容量不足、心排血量减少、心功能不全及其他可能引起低血压的因素。

4. 评估患者的认知能力与生活自理能力及家庭社会支持程度。

【 拓展 】

体位性低血压

体位性低血压指由卧位转为直立位（或头部倾斜＞60°）时收缩压下降≥20mmHg和（或）舒张压下降≥10mmHg；根据发生速度分为早期型（≤15秒）、经典型（≤3分钟）和迟发型（＞3分钟）。

体位性血压测量方法：安静状态下，患者坐位(双腿下垂)测量坐位血压，后改为平卧位至少5分钟后测量卧位血压，然后直立后3分钟内再次测量立位血压值。

SH－OH 综合征

卧位高血压指卧位时收缩压≥140mmHg和（或）舒张压≥90 mmHg，与OH有密切联系，这种现象称为SH－OH综合征。

【 原因/表现 】

1. 由于老年人血压调节能力下降，平卧位时通常会导致回心血量增加而引起卧位血压异常升高，在转为立位后血压调节不能立即有效地运行，从而导致血压下降过多。

2. 一些精神类药物（抗精神病药物、镇静剂、抗抑郁药）和心血管药物（降压药、血管扩张剂、利尿剂）均有可能引起体位性低血压。

3. 体位性低血压通常表现为卧位改为立位后出现眩晕、黑矇、眼花、心慌、面色苍白、晕倒、晕厥等情况，但是在部分患者也可以没有临床表现。

4. 测量患者坐位、卧位与立位血压以及行 24 小时动态血压监测有助于明确诊断。

【 护理措施 】

1. 在药物治疗开始前、治疗过程中或改变治疗方案时应监测立位、卧位血压并评估血压是否达标以及是否发生 OH 等。

2. 做好个体化用药指导，提高患者依从性，做到规律用药控制血压达标，从而可降低 OH 的患病率。

3. 夜间抬高床头，使患者头部及躯干斜卧向上 10°~20°，避免睡前 1 小时内饮水以减少起夜次数，必要时可将便盆置于床旁，夜间协助患者床上排尿。

4. 预防跌倒，在起身站立时动作应缓慢，起床时避免突然体位改变或动作过快，尽量减少卧床时间。指导患者掌握物理对抗或呼吸对抗的方法来改善体位不耐受的相关症状，如双腿交叉站立、蹲位、维持下肢肌肉的紧张状态、穿弹力袜及使用腹带、缓慢深呼吸、用鼻吸气、撅起嘴唇呼气等。当出现全脑供血不足的征兆时，应立即采取下蹲位或头部尽量放低的措施避免发生摔倒。

5. 采用坐式便器，并避免患者因便秘、上厕所下蹲时间过长，突然站立时导致体位性低血压，必要时进行陪护。

【评价】

1. 患者血压达标且未发生 OH。

2. 及时识别 SH–OH 综合征，并避免因此造成的不良后果。

知识点链接

[1] 中国老年医学学会高血压分会，国家老年疾病临床医学研究中心中国老年心血管病防治联盟．中国老年高血压管理指南 2019[J]. 中华老年多器官疾病杂志，2019，18(2)：81–106.

[2] 中国老年医学学会高血压分会．高龄老年人血压管理中国专家共识 [J]. 中国心血管杂志，2015，20(6)：401–409.

四、高龄高血压患者使用利尿剂时需观察的要点有哪些?

【关键词】

　　高龄高血压;利尿剂

【评估】

　　1. 评估容量状态、电解质和肾功能水平以及是否伴有衰弱。

　　2. 评估饮食结构与饮食摄入量,有无痛风病史、心力衰竭及慢性肾脏疾病,判断有无电解质紊乱与糖脂代谢紊乱的风险。

　　3. 评估有无体位性低血压的表现。

　　4. 评估排尿方式及是否存在尿失禁。

　　5. 评估患者的依从性、认知能力、生活自理能力及家庭社会支持程度。

【拓展】

高龄高血压患者的临床特点

高龄高血压患者的临床特点包括:①收缩压升高为主;②脉压增大;③昼夜节律异常;④血压波动大(体位性血压波动、清晨高血压、餐后低血压);⑤白大衣高血压;⑥假性高血压;⑦继发性高血压不少见;⑧并存多种危险因素和相关疾病,靶器官损害严重。

【护理措施】

　　1. 嘱患者严格根据医嘱服药,并指导患者及家属掌握利尿剂常见不良反应的识别,如乏力、腹胀、心律失常、恶心、呕吐、关节红肿热痛等。

　　2. 指导患者根据利尿剂的种类适当调整摄入食物及饮料的种类与量。

　　3. 服用利尿剂期间定期监测电解质、肾功能及相关生化指标。

　　4. 伴有尿失禁的患者应加强皮肤护理,关注老年人有无因使用利尿剂而导致尿失禁加重或浸渍性皮炎,并关注患者的情绪与心理状态,做好心理护理。

　　5. 预防跌倒,监测血压,避免发生体位性低血压。

【评价】

　　1.患者血压达标,服药依从性好。

　　2.能够及时识别利尿剂相关不良反应并处理。

知识点链接

[1] 中国老年医学学会高血压分会.高龄老年人血压管理中国专家共识[J].中国心血管杂志,2015,20(6):401-409.

[2] 中国老年医学学会高血压分会,国家老年疾病临床医学研究中心中国老年心血管病防治联盟.中国老年高血压管理指南2019[J].中华老年多器官疾病杂志,2019,18(2):81-106.

五、如何对高血压伴衰弱患者进行血压管理?

【关键词】

　　高血压;衰弱;血压管理

【评估】

　　1.询问病史,评估平时血压的控制程度。

　　2.评估患者的年龄、精神状态、认知能力、运动能力、营养状况,有无器质性疾病、多病共存及多重用药。

　　3.评估高血压对靶器官的损害程度及患者对降压治疗的耐受性。

　　4.降压治疗前对患者是否有衰弱以及衰弱程度进行评估,必要时进行老年综合评估。

　　5.评估患者的依从性、自理能力与家庭社会支持情况。

【护理措施】

1. 单纯收缩期高血压患者需关注舒张压值，尽量避免舒张压低于60mmHg。

2. 对于暂不适合药物治疗的患者，可选择个体化的生活方式干预，如合理膳食、适度运动、适当增加阻抗训练、精神减压等，但要避免过度控制饮食与限盐，适当补充优质蛋白，补钙，少食多餐，避免餐后低血压及体位性低血压。如患者出现体重下降，则提示有营养不良的风险，可在现有饮食基础上增加乳清蛋白20g/d，直至乏力症状改善。

3. 使用利尿剂降压的患者应密切监测电解质和肌酐水平。如伴有尿失禁，应加强皮肤护理，关注患者有无因使用利尿剂而导致尿失禁加重或浸渍性皮炎，并关注患者的情绪与心理状态，做好心理护理。

4. 定期进行衰弱评估，监测血压，定期随访，将起始药物治疗的血压维持在≥160/90mmHg 的目标值，药物治疗后的血压维持在不低于130/60mmHg 的目标值。

5. 预防并发症。避免心脑血管意外的发生风险和跌倒风险，定期监测血压，正确用药，加强看护。

【评价】

1. 患者血压达标。

2. 未发生因使用降压药而导致衰弱程度加重。

3. 患者或家属能够掌握正确的生活方式干预方法。

知识点链接

[1] 中国老年医学学会高血压分会 . 高龄老年人血压管理中国专家共识 [J]. 中国心血管杂志,2015,20(6)：401-409.

[2] 中国老年医学学会高血压分会，国家老年疾病临床医学研究中心中国老年心血管病防治联盟 . 中国老年高血压管理指南 2019[J]. 中华老年多器官疾病杂志,2019,18(2)：81-106.

[3] 郝秋奎，李峻，董碧蓉，等 . 老年患者衰弱评估与干预中国专家共识 [J]. 中华老年医学杂志,2017,36(3)：251-256.

[4] BENTOS, A., BULPITT C, PETROVIC M., et al. An expert opinion from the european society of hypertension-european union geriatric medicine society working group on the management of hypertension in very old, frail subjects[J]. HYPERTENSION, 2016, 67(5): 820-825.

六、对老年高血压合并糖尿病患者如何进行个性化用药指导？

【 关键词 】

　　高血压；糖尿病；用药指导

【 原因/表现 】

　　高血压和糖尿病常常合并存在，对心血管系统有极强的危害性。由于高血压是糖尿病患者发生大血管及微血管病变的独立危险因数，因此，两病并存患者的降压治疗应与降糖治疗同等重要。

　　高血压合并糖尿病降压治疗的目的：减少糖尿病大血管和微血管并发症的发生；保护易受高血压损害的靶器官；减少致死、致残率，提高患者的生活质量，延长寿命。

【 护理措施 】

1. 根据患者高血压病程、糖尿病病程、一般健康状况、有无心脑血管病变及尿蛋白水平等情况设置不同血压控制目标。老年糖尿病合并高血压者血压控制目标为 <130/80mmHg。

2. 降压治疗应积极，掌握"越早越好"的原则。

3. 血压处于（130~140）/（80~90）mmHg 水平，经 3 个月以上生活方式干预无效时可开始药物治疗 。

4. 血管紧张素转换酶抑制剂或血管紧张素 Ⅱ 受体拮抗剂类降压药是老年糖尿病患者首选和基础用降压药，次选为长效或缓释钙离子拮抗剂和（或）选择性 β 受体阻断剂，慎用利尿剂，尤其是合并高尿酸血症者。

5. 联合治疗，效益互补。

6. 定期监测血压和血糖。当患者出现头晕、心悸、出汗等症状时，需综合评判血压和血糖水平。

知识点链接

中国老年医学学会老年内分泌代谢分会，国家老年疾病临床医学研究中心（解放军总医院），中国老年糖尿病诊疗措施专家共识编写组 . 中国老年 2 型糖尿病诊疗措施专家共识（2018 年版）[J]. 中华内科杂志,2018,57(9)：626-641.

七、如何为老年糖尿病患者制订个性化血糖控制目标？

【关键词】

老年糖尿病；个性化血糖控制目标

【原因/表现】

1. 制订个性化控制目标的目的是使老年糖尿病患者在管理中获得最大利益和最小风险，包括血糖和非血糖的其他代谢相关指标。

2. 老年糖尿病患者伴存更多心血管危险因素，且遗传背景、伴随疾病、慢性病发展的不同阶段、社会环境以及治疗需求等偏差很大，需要为患者制订个性化的血糖控制目标。

【护理措施】

老年糖尿病患者血糖控制目标的制订

标准分层	适用人群	血糖控制目标		
		糖化血红蛋白（%）	空腹血糖（mmol/L）	餐后2小时血糖（mmol/L）
最优血糖控制标准	新诊断、病程＜10年、胰岛β细胞功能尚存、预期生存期＞10年、低血糖风险低，应用非胰岛素促泌剂类降糖药物治疗为主、自理能力好或有良好辅助生活条件的老年糖尿病患者	≤7.0	4.4~7.0	＜10.0
最优控制和可接受控制标准的中间调整阶段	预期生存期＞5年、中等程度并发症及伴发疾病，有低血糖风险，应用胰岛素促泌剂类降糖药物或以多次胰岛素注射治疗为主、自我管理能力欠佳的老年糖尿病患者	7.0~8.0	＜7.5	＜11.1

续表

标准分层	适用人群	血糖控制目标		
		糖化血红蛋白（%）	空腹血糖（mmol/L）	餐后2小时血糖（mmol/L）
可接受的血糖控制标准	血糖控制有难度的糖尿病患者，如预期寿命＜5年、有严重低血糖发生史、反复合并感染、急性心脑血管病变（应激性高血糖）、急性病入院治疗期间、完全丧失自我管理能力，也无他人良好护理等情况。但需避免高血糖所造成的直接损害（糖尿病急性并发症和难治性感染等）	8.0~8.5	＜8.5	13.9

【拓展】

糖化血红蛋白（HbA1c）与平均血糖关系对照表

HbA1c(%)	平均血浆葡萄糖水平 [mmol/L(mg/dl)]
6	7.0（126）
7	8.6（154）
8	10.2（183）
9	11.8（212）
10	13.4（240）
11	14.9（269）
12	16.5（298）

知识点链接

中国老年医学学会老年内分泌代谢分会，国家老年疾病临床医学研究中心（解放军总医院），中国老年糖尿病诊疗措施专家共识编写组．中国老年 2 型糖尿病诊疗措施专家共识（2018 年版）．中华内科杂志，2018,57(9)：626-641.

八、老年糖尿病患者饮食管理中如何避免营养不良？

【关键词】

老年糖尿病；饮食管理；营养不良

【原因/表现】

饮食管理是糖尿病治疗中的一个重要组成部分。但部分老年患者因多种原因合并食欲减退、味觉或嗅觉异常、吞咽困难、口腔或牙齿等问题以及各种可能影响食物消化过程的功能障碍，导致体重过低和（或）肌少症的发生。

【护理措施】

1. 由糖尿病医学营养治疗的注册营养师提供个体化的医学营养治疗指导。

2. 保证所需热量供给。

3. 合理的饮食结构，适当定量限制碳水化合物类食物，其供能应占 50%~60%，包括 10% 的蔬果类，多进食能量密度高且富含膳食纤维、升血糖指数低的食物。

4. 适宜的进餐模式，少吃多餐、慢吃、先汤菜后主食。

5. 蛋白质的摄入量需要因人而异，适合老年人个体差异大的需求。

6. 注意合并症，根据每个人对食物的代谢水平选择适合的饮食结构，合并高甘油三酯血症者需控制脂肪类食物摄入，高尿酸血症者需控制高嘌呤食物摄入。

7. 健康状态尚好的老年糖尿病患者，在控制饮食的前提下可以适度饮酒。

8.可以使用高能糖尿病特殊配方肠内营养制剂,在增加能量摄入的同时可以维持血糖控制、改善营养指标。

9.定期进行营养风险评估,监测营养指标。

【拓展】

老年糖尿病患者营养不良的常见原因

1. 疾病因素:胃轻瘫、肠道动力功能障碍、帕金森病、精神疾病和抑郁、慢性阻塞性肺疾病、肾衰竭、神经功能障碍、口腔疾病。

2. 个体因素:老年患者因为厌食、味觉和嗅觉的改变、咀嚼和吞咽困难,尤其是独居或经济上有困难时,导致健康进食、均衡饮食的能力下降,发生营养不良和微量元素缺乏的风险会上升。

知识点链接

中国老年医学学会老年内分泌代谢分会,国家老年疾病临床医学研究中心(解放军总医院),中国老年糖尿病诊疗措施专家共识编写组.中国老年 2 型糖尿病诊疗措施专家共识(2018 年版).中华内科杂志,2018,57(9):626-641.

九、如何做好老年糖尿病患者用药安全的管理?

【关键词】

老年糖尿病;用药管理

【原因/表现】

老年糖尿病患者常为多病共存,需要服用多种治疗药物,需要关注和了解药物间的相互作用和影响,避免不合理用药。

对老年糖尿病患者进行全面的用药评估,有利于帮助其选择合适的药物,提高用药依从性、保证药物疗效、减少不良反应。

【护理措施】

1. 全面评估，包括用药史（需了解药物过敏史、不良反应史，以往和正在使用的药物，询问药物名称、剂量、用法、服用时间、效果及不良反应）、身体状况（心、肝、肾等功能）、用药能力评估（了解老年患者视力、听力、理解力、记忆力、阅读能力、识别能力、口腔状态、吞咽功能、手足运动功能等）及心理－社会状况评估（家庭、经济状况、饮食习惯、文化程度、对目前治疗方案的了解认识程度和满意度、家属支持情况、心理状况等）。

2. 尽量简化用药方案，遵循老年人用药原则，能用非药物方式缓解症状时，就不用药物。

3. 做好用药指导：

（1）严格按医嘱用药，不随意增减药量或停药，注意服药时间、用量、时间间隔。

（2）正确保管药物，按药品说明书要求保存药品，定期检查，如有过期药品不得使用。

（3）不滥用保健品，若需使用保健品，也应在医生和药师指导下使用合适的品种，不可盲目使用，更不可将保健品代替药品治疗疾病。

（4）注意观察药物不良反应，定期监测血糖、血压、血脂水平和肝肾功能等。

【拓展】

影响血糖的常见药物

1. 升高血糖的药物：降压药、抗结核药物利福平、喹诺酮类药物、淀粉酶、胰酶制剂等。

2. 降低血糖的药物：别嘌醇、喹诺酮类药物、β受体阻滞剂、ACEI、奎宁、盐酸小檗碱、磺胺、水杨酸盐、秋水仙碱、布洛芬、抗凝药物（双香豆素）、质子泵抑制剂（奥美拉唑）。

3. 升高血尿酸的药物：噻嗪类利尿剂、阿司匹林、烟酸类降脂药物、抗结核药（吡嗪酰胺、乙胺丁醇）。

4. 降低血尿酸的药物：氯沙坦、非诺贝特。

知识点链接

中国老年医学学会老年分泌代谢分会，国家老年疾病临床医学研究中心（解放军总医院），中国老年糖尿病诊疗措施专家共识编写组．中国老年 2 型糖尿病诊疗措施专家共识（2018 年版）[J]．中华内科杂志，2018，57(9)：626-641.

十、高龄老年稳定型冠心病患者进行运动康复时的监测指标有哪些？

【 关键词 】

稳定性冠心病；运动康复；监测指标

【 原因/表现 】

1. 对冠心病患者来说，通过有效强度的运动刺激，可改善血管内皮功能，稳定冠状动脉斑块，促进侧支循环建立，改善心功能，降低再住院率和死亡率，提高生活质量。

2. 高龄冠心病患者存在共病多、并发症多、多重用药、运动能力下降、平衡性及协调能力下降等老年问题。

3. 当运动强度过大，超过无氧代谢阈值，交感神经激活，副交感神经活性受到抑制，乳酸堆积，代谢紊乱，电解质酸碱失衡，运动相关猝死风险增加。

因此，高龄老年稳定型冠心病患者进行运动时，应保证运动的安全及有效性，做好运动康复监测。

【 护理措施 】

1. 心率监测：

（1）心率储备法：目标心率＝（最大心率－静息心率）× 运动强度＋静息心率。例如，患者运动时达到的最大心率为 160 次 / 分，静息心率为 70 次 / 分，选择的运动强度为 60%，则目标心率＝（160 － 70）×60% ＋ 70 ＝ 124 次 / 分。

（2）目标心率法：在静息心率的基础上增加 20~30 次 / 分，体能差的增加 20 次 / 分，体能好的增加 30 次 / 分。高危患者心率较安静时增加不超过 10~20 次 / 分为标准。此方法简单方便，但欠精确。

（3）峰值心率法：目标心率＝年龄推测的最大心率 × 运动强度。其中，年龄推测的最大心率＝ 220 － 年龄，运动强度根据运动风险分层按低危、中危、高危来选择合适的强度。当无法直接从运动测试中得到更准确的数据时，可用此公式计算运动强度。

2. 自我感知劳累程度分级法（RPE）：多采用 Borg 评分表，一般低危运动风险患者 RPE 分级为 13~16 分，最高不超过 16 分；中危运动风险患者 RPE 分级为 11~13 分，最高不超过 16 分；高危运动风险患者 RPE 分级为 10~11 分，最高不超过 13 分。高危运动风险的高龄冠心病患者不建议体力活动；中危运动风险的高龄冠心病患者体力活动时应更密切监测。

Borg 评分表

Borg计分	自我感知的用力程度
6~8	非常非常轻
9~10	很轻
11~12	轻
13~14	有点用力
15~16	用力
17~18	很用力
19~20	非常非常用力

【拓展】

高龄稳定型冠心病患者综合评估简表

一般状态评估				
组别	营养（MAN-SF）	衰弱（FRAIL）	跌倒风险（评估表）	焦虑状况（SAS）	抑郁状态（GDS评分）
低危	正常营养情况	强壮（0分）	风险低（1~2分）	无焦虑	无抑郁（0~5分）
中危	有营养不良风险	衰弱前期（1~2分）	风险中等（3~9分）	轻度焦虑	轻度抑郁
高危	营养不良	衰弱（3~5分）	风险高（10分及以上）	中度焦虑	中度抑郁

功能障碍评估			
组别	心功能评估（NYHA分级）	心绞痛状态（CCS分级）	呼吸功能（MRC分级）	认知功能
低危	Ⅰ级	Ⅰ级（一般日常活动不引起心绞痛）	无呼吸功能障碍	正常：27~30分
中危	Ⅱ级	Ⅱ级（日常活动轻度受限）	轻度呼吸功能障碍（0~1级）	认知功能障碍：<27分
高危	Ⅲ级	Ⅲ级（日常活动明显受限）	中度呼吸功能障碍（2~3级）	痴呆：≤22分

日常活动功能评估	
组别	日常生活能力评估	工具性日常活动功能评估（IADL）
低危	日常生活活动能力良好：100分	基本正常：≤20分
中危	轻度功能障碍：>60分	轻度障碍：21~59分
高危	中度功能障碍：60~41分	重度障碍：60~79分

注：低危：所有专项危险因素均为中危，即为中危运动风险；高危：≥3个专项危险因素为中危，或有任何一项为高危因素，即为高危运动风险

知识点链接

[1] 中华医学会老年医学分会 . 75 岁及以上稳定性冠心病患者运动康复中国专家共识 [J]. 中华医学杂志,2017,36(6): 599-607.

[2] 中华医学会心血管学会预防学组、中国康复医学会心血管专业委员会 . 冠心病患者运动治疗中国专家共识 . 中华心血管病杂志,2015,43(7): 575-588.

十一、对老年慢性稳定性心力衰竭患者进行运动康复时,如何给予针对性的指导?

【关键词】

老年慢性稳定性心力衰竭;运动康复指导

【原因/表现】

1. 运动康复可降低慢性心力衰竭患者的病死率,减少反复住院次数,改善患者运动耐力及生活质量,合理控制医疗成本。

2. 患者每卧床一天,摄氧量降低 0.2MET,相当于每卧床一天,功能衰退两岁,提示卧床可对心肺功能产生不利影响。

3. 运动康复对高交感活性的心力衰竭患者存在一定的风险。

因此,对老年慢性稳定性心力衰竭患者进行运动康复时,应给予针对性的指导。

【护理措施】

1. 运动前评估:对于慢性心力衰竭患者必须严格把握运动康复适应证和禁忌证,对于符合运动康复标准的患者必须进行危险分层,经过综合评估,保证运动的安全、有效。

2. 运动方式选择:慢性心力衰竭患者可以选择改善心肺功能的有氧运动、辅助抗阻运动和弹性运动进行运动康复。

3.运动模式指导：运动模式分为连续有氧运动和间歇有氧运动两种。连续有氧运动步骤为热身运动－运动－整理运动，运动阶段平稳。间歇有氧运动步骤为热身运动－运动－整理运动，运动阶段呈运动－间歇－运动－间歇交替。

4.运动强度：可参照心率、峰值摄氧量、无氧阈值氧耗量、Borg自感劳累分级评分等确定。

5.运动时间及频率：运动时间为30~60分钟，包括热身运动、真正运动时间及整理运动时间，针对体力衰弱的慢性心力衰竭患者，建议延长热身运动时间，通常为10~15分钟，真正运动时间为20~30分钟。运动频率为每周3~5次。

对于慢性心力衰竭患者而言，建议分3阶段实施运动康复方案。第1阶段：在心电图、血压等监护下进行，多在医院完成，也可远程监护；第2阶段：须在医务人员指导下进行，包括运动康复知识培训、营养指导、疾病知识培训及了解依从性的重要性，可以在医院进行；第3阶段：家庭运动计划。

【 拓展 】

HF-ACTION研究连续有氧运动方案

训练阶段	时间	频率（次/周）	有氧运动时间（分钟）	强度（%HRR）	方式
初期医院检测阶段	第1~2周	3	15~30	60	走路或踏车
医院检测阶段	第3~6周	3	30~35	70	走路或踏车
医院/家庭阶段	第7~12周	3或2	30~35	70	走路或踏车
家庭阶段	第13周~治疗结束	5	40	60~70	走路或踏车

注：%HRR：心率储备百分数，如60%HRR，则目标心率＝静息心率＋0.6×（峰值运动时心率－静息心率）

知识点链接

中国康复医学会心血管专业委员会,中国老年医学会心脑血管病专业委员会.慢性稳定性心力衰竭运动康复中国专家共识[J].中华心血管病杂志,2014,42(9):714-720.

十二、如何对老年房颤患者行冠脉介入治疗后使用抗栓药物的风险进行评估与用药指导?

【关键词】

老年房颤;冠脉介入治疗;抗栓药物,风险评估;用药指导

【原因/表现】

1.老年房颤合并冠心病患者抗栓治疗的原则应是在平衡冠状动脉血栓、房颤相关脑卒中/血栓风险及抗栓治疗出血风险的基础上进行。

2.老年房颤合并冠心病抗栓策略按冠状动脉血栓风险演变及出血风险分层确定。

3.老年房颤合并冠心病患者均是房颤卒中高危患者,而冠状动脉血栓风险随冠状动脉事件的发生动态变化,可划分为急性冠状动脉综合征(acute coronary syndrome,ACS)急性期、慢性期(出院至1年内、裸支架置入<1个月、药物支架置入<6个月)以及稳定的冠心病(ACS 1年以上、裸支架置入≥1个月、药物支架置入≥6个月)。

【护理措施】

1.栓塞事件预警:冠状动脉血栓发生的风险在ACS急性期最高,慢性期次之,在稳定的冠心病患者中冠状动脉血栓风险相对稳定。

2.分期评估与处理：

（1）ACS 急性期：按 HAS-BLED 评分将患者分为出血低中危（HAS-BLED 0~2 分）及出血高危（HAS-BLED ≥ 3 分）。出血低中危患者，停口服抗凝药，予以双联抗血小板及肠外抗凝治疗；出血高危患者，停口服抗凝药，予以单抗血小板及肠外抗凝治疗；视出血风险延迟给予双抗血小板，待出血风险控制后予以双抗血小板及肠外抗凝治疗。

（2）ACS 慢性期：单抗血小板及口服抗凝治疗。单抗血小板包括氯吡格雷和阿司匹林；口服抗凝治疗包括华法林、达比加群或利伐沙班。

（3）稳定的冠心病：口服抗凝治疗，包括控制良好的华法林、达比加群或利伐沙班。对于某些特殊复杂的冠状动脉病变，冠状动脉血栓风险仍然较高，如左主干支架、近端分叉病变或再发心梗患者，予以口服抗凝药物加单抗血小板治疗。

【拓展】

老年房颤接受冠状动脉介入（PCI）治疗后的抗栓方案

老年房颤接受冠状动脉介入治疗患者抗栓治疗策略原则为尽量减少三重抗栓(双抗血小板及抗凝治疗)时间以及选择患者最大获益的支架类型。使用HAS-BLED评分进行出血风险评估。出血高危(HAS-BLED≥3分)老年患者应选择金属裸支架治疗，出血低中危(HAS-BLED≤2分)患者可选择金属裸支架或药物洗脱支架。

知识点链接

中华医学会老年医学分会，中华老年医学杂志编辑委员会．老年人非瓣膜性心房颤动诊治中国专家建议 (2016)[J]．中华老年医学杂志，2016，35(9)：915-928.

十三、老年心脏搭桥术后患者早期心功能评估的指标有哪些?

【关键词】

心脏搭桥术后;心功能评估指标

【评估】

1.心脏指数(CI)。

2.左室收缩压(LVSP)。

3.左室做功指数(LVSWI)。

4.右室做功指数(RVSWI)。

5.左室射血分数(LVEF)。

6.二尖瓣口舒张早期和舒张晚期血流峰值之比(E/A)。

7.E峰减速时间(EDT)。

8.左室等容舒张时间(IVRT)。

9.肺静脉血流图收缩波和舒张波之比(S/D)。

10.肺静脉反向血流a波峰值(a)。

【 拓展 】

老年心脏搭桥术后患者早期心功能评估指标

1. 概念界定

心脏搭桥手术：俗称冠脉搭桥术，指当一条或多条冠状动脉阻塞严重或血供严重不足时，进行冠状动脉旁路移植术或心脏旁路手术，是国际上公认治疗冠心病最有效的方法。

2. 益处：①缺血阈值增加；②左室功能改善；③冠脉侧支循环增加；④血脂水平改善；⑤儿茶酚胺水平下降；⑥血小板凝聚降低，纤溶功能增强。

3. 风险：①深静脉血栓；②肺梗死；③肺部并发症；④心脏状况失调。

4. 心脏搭桥术术后护理

(1) 伤口勤护理：伤口处每日用清水或抗菌皂冲洗，用无菌敷料覆盖。穿弹力袜或在休息时将患肢抬高，以减轻肿胀。

(2) 科学安排饮食：每天保证摄入适量水果和蔬菜，多吃高蛋白质食物（如鱼、蛋等）和含不饱和脂肪酸的食物（如玉米油、橄榄油和葵花子油等），少吃饱和脂肪酸含量高的食物（如动物油、奶油等）。

(3) 少量饮酒和严禁吸烟：每天最多喝50ml红酒。

(4) 休息：恢复期每天保证8~10小时睡眠。

(5) 运动：早晚各散步10分钟，逐步提高速度，并延长距离。若运动时心绞痛发作，应立即舌下含服硝酸甘油。若仍不缓解，或伴有气急、大汗、疼痛超过15分钟，应尽快到医院就诊。避免抬举重物，如搬家具、擦地板等。术后4~6周内避免牵拉胸部动作，包括抱小孩、推移重物、开车等。

知识点链接

[1] 徐秋萍. 老年患者非体外循环冠脉搭桥术围术期心肌损伤相关指标和心脏功能 [J]. 中国老年学杂志,2014,34(6): 1526-1528.

[2] 陈彧,王京生,万峰. 非体外循环冠状动脉搭桥术术后早期心脏功能评价 [J]. 中华胸心血管外科杂志,2001,17(4): 219-221.

[3] 王海存,赵林,康维强,等. Tei 指数评价非体外循环冠状动脉搭桥术后心功能的变化 [J]. 中华超声影像学杂志,2004,13(10): 732-734.

[4] DEDICHEN H H, KIRKEB-GARSTAD, IDAR, et al. Cardiac function assessed by exercise echocardiography on the first morning after coronary artery bypass grafting[J]. Clinical Physiology & Functional Imaging, 2016, 36(4):274-280.

十四、老年房颤患者应用口服抗凝药物时需观察的要点有哪些？

【关键词】

　　房颤；口服抗凝药物

【原因/表现】

　　1. 预防房颤患者血栓栓塞事件的抗凝药物主要包括：华法林和新型口服抗凝药（new oral anticoagulants，NOAC）。

　　2. 华法林可使房颤患者发生卒中的相对危险度降低。

　　3. 新型口服抗凝药可特异性阻断凝血瀑布中某一关键环节，在保证抗凝疗效的同时显著降低出血风险。

【护理措施】

1. 维生素 K 拮抗剂：代表药华法林。

（1）关注出血风险：使用华法林的主要风险是出血，尤其是危及生命的大出血，多发生于用法不当或未及时监测导致 INR 值过高时。

（2）服药前沟通：服药前须向患者和家属沟通治疗的必要性、出血风险和严密监测的重要性，鼓励患者准备治疗日记以记录 INR 值。

（3）用药观察与随访：华法林的抗凝作用受到多种药物（如抗生素、抗真菌药、胺碘酮、他汀类、贝特类、非甾体类抗炎药、组胺再摄取抑制剂、某些中草药等）、食物或乙醇的影响，因此用药期间必须坚持长期随访，密切观察出血不良反应，根据 INR 值调整用药剂量。

（4）其他：不推荐常规限制富含维生素 K 类食物的摄入。

2. 新型抗凝口服药：代表药达比加群、利伐沙班。

（1）减少服药遗漏：NOAC 较华法林更少导致出血性卒中，但在实际应用中仍应密切注意疗效和不良反应。由于 NOAC 半衰期较短，停用后 12~24 小时抗凝作用即可消失，因此减少服药遗漏至关重要。

（2）认知评估：治疗前需评估老年患者认知功能，加强相关知识教育以提高长期治疗的依从性。

（3）药物漏服后处理：如发现药物漏服，6 小时以内（2 次 / 天的药物）或 12 小时以内（1 次 / 天的药物）可补服 1 次，超出时限者不再补服。如不慎超量服用，需严密观察出血反应；误服双倍剂量者，如服用 1 次 / 天的药物，可在 24 小时后继续服用原剂量，2 次 / 天的药物则需要停用 1 次，24 小时后恢复原剂量。

（4）使用 NOAC 者不需常规监测凝血指标，但在下述情况应及时监测：发生严重出血或血栓栓塞事件；需进行手术操作；发现肝肾功能异常；出现可疑药物相互作用或过量用药。服用达比加群者可测定活化部分凝血酶原时间，服用利伐沙班者可测定凝血酶原时间，高于正常上限 2 倍以上者出血风险增加。

（5）随访与调整：治疗过程中应加强门诊随访，至少每 2~3 个月 1 次。NOAC 治疗中需注意评估患者肾功能状况，肾功能正常者每年 1 次，肾功能减退者每 3~6 个月 1 次进行血常规和肝肾功能检查，据此调整剂量，必要时应停用 NOAC 或换为华法林。NOAC 出血的处理应根据临床情况进行。半衰期短，停药后 12~24 小时抗凝作用基本消失，因此需要了解患者最后 1 次服药的时间和剂量，对合并用药情况进行评估。

知识点链接

[1] 中华医学会老年医学分会，中华老年医学杂志编辑委员会. 老年人非瓣膜性心房颤动诊治中国专家建议 (2016)[J]. 中华老年医学杂志，2016,35(9)：915-928.

[2] 中华医学会心电生理和起搏分会，中国医师协会心律学专业委员会. 心房颤动：目前的认识和治疗的建议 (2018)[J]. 中国心脏起搏与心电生理杂志，2018,32(4)：315-368.

十五、对于老年帕金森病患者如何进行早期吞咽障碍的识别？

【关键词】

帕金森病（Parkinson disease, PD）；吞咽障碍

【原因/表现】

帕金森病吞咽障碍的确切机制仍不清楚，PD 患者因纹状体中缺乏多巴胺可能损害到髓内吞咽网络。

老年帕金森病吞咽障碍主要为口腔期和咽期受累，表现为咀嚼和吞咽启动缓慢。表现为流涎，进食后口腔内食物残留，食团形成减少，口腔及咽部进食速度减慢，咽部吞咽反射触发延迟，食管上括约肌直径减少，食团停滞及误吸等。也有些早期吞咽障碍的 PD 患者没有任何临床症状。

【 评估 】

1. 筛查问卷：吞咽障碍问卷（SDQ）和慕尼黑吞咽障碍试验 –PD，后者更基础且易实施，在国内更为常用。

2. 饮水试验（water swallowing test, WST）或反复唾液吞咽测试（repetitive saliva swallowing test, RSST）。

3. 电视 X 线透视吞咽功能检查（video–fluoroscopic swallowing study, VFSS），可以对整个吞咽过程进行评估。

4. 纤维光学内镜吞咽功能检查（fiberoptic endoscopic examination of swallowing, FEES）是诊断口咽部吞咽障碍的金标准，特别是针对吞咽后期，但是对于口腔期及食管期则无法观察。

【 拓展 】

吞咽障碍的针对性策略

1. 对偶有饮水呛咳的轻度吞咽障碍患者，建议使用增稠剂等方法改变食物性状，选择不容易引起误吸的质地均匀的糊状半流质食物，或减少一口量。

2. 对咀嚼时间过长和（或）食物留在口中不吞咽或吞咽启动缓慢的患者，提示按步骤有意识地吞咽，可通过连续多次努力吞咽，或尝试吞咽时下颌回缩(点头吞咽)以适当代偿，增加吞咽力度，以减少咽部食物残留。

3. 对流涎明显的患者，提醒充分闭合口唇和增加吞咽唾液的频率，重度流涎可采用唾液腺肉毒毒素注射方法。

4. 对吞咽障碍较重且有明显误吸风险或摄食不足的患者，应尽早使用管饲，短期可以鼻胃管喂养，长期建议经皮内镜下胃造瘘喂养。

知识点链接

[1] 马宇敏，陈伟观，王军 . 帕金森病患者吞咽障碍的研究进展 [J]. 临床神经病学杂志，2018,31(3)：233–235.

[2] 宋鲁明，王强 . 帕金森病康复中国专家共识 [J]. 中国康复理论与实践,2018, 24(7)：1–5.

十六、老年帕金森病患者安全有效地服用美多巴的护理要点有哪些?

【关键词】

　　帕金森病;美多巴

【原因/表现】

　　帕金森病是一种好发于中老年的常见的神经系统慢性退行性疾病,典型症状是静止性震颤、肌强直、运动迟缓及姿势步态异常。一线治疗是指在运动症状影响到患者生活质量时给予左旋多巴治疗。美多巴由左旋多巴和苄丝肼按 4 ：1 的比例组成。

【护理措施】

　　1. 与患者及家属交流,告知需要长期或终身服药。

　　2. 餐前 1 小时或餐后 2 小时服用,同时避免高蛋白饮食。

　　3. 服用控释片时,应整片吞服;分散片可放入少许温开水中,变成水剂,然后吞服,可使吸收和起效加快。

　　4. 服药后需要监测眼压,尤其是有青光眼病史者。

　　5. 服药期间不服用钙拮抗剂、乙酰胆碱及维生素 B_6,以免影响疗效或导致其他并发症。

　　6. 不能突然停药或减药,否则会出现症状加重。遵医嘱定期检查血常规、肝肾功能。

　　7. 观察药物不良反应,常见的不良反应有恶心、呕吐、直立性低血压,头面部、舌、上肢和身体上部的异常不随意运动,精神抑郁,排尿困难。

　　8. 告知患者及家属"开 – 关现象"、"剂末现象"和"异动症"的表现形式和应对方法。

【 拓展 】

"开-关现象"、"剂末现象"和"异动症"的表现形式和应对方法

1. "开-关现象"指症状在突然缓解(开期,常伴"异动症")与加重(关期)两种状态之间波动;多见于病情严重者,一般与服药时间和剂量无关,不可预料;加用多巴胺受体激动剂,可以防止或减少发生。

2. "剂末现象",又称疗效减退,指每次服药后药物作用时间逐渐缩短,表现为症状随血药浓度发生规律性波动,可以预知,适当增加服药次数或增加每次服药剂量,或改用缓释剂可以预防。

3. "异动症":表现为舞蹈症或手足徐动样不自主运动、肌强直或肌阵挛,可累及头面部、四肢和躯干,有时表现为单调刻板的不自主动作或肌张力障碍。主要有3种表现形式:①剂峰异动症出现在用药12小时的血药浓度高峰期,与用药过量或多巴胺受体超敏有关;减少复方左旋多巴的剂量并加用多巴胺受体激动剂或COMT抑制剂可改善。②双相异动症是指剂初和剂末异动症,目前机制不清;更换左旋多巴控释片为标准片或加用多巴受体激动剂可缓解。③肌张力障碍表现为足或小腿痛性肌阵挛,多发生于清晨服药之前,药效消退时;睡前加用复方左旋多巴控释片或起床前服用复方左旋多巴标准片可缓解。

知识点链接

[1] 卫生部合理用药专家委员会 . 中国医师药师临床用药指南 [M]. 重庆: 重庆出版社,2009.

[2] 尤黎明, 吴瑛 . 内科护理学 [M]. 6 版 . 北京: 人民卫生出版社,2017.

[3] National Institute for Health and Care Excellence. Parkinson's disease in adults: diagnosis and management (NICE clinical guideline NG71)[EB/OL]. (2017-07)[2018-03-05]. www.nice.org.uk/guidance/ng71.

十七、如何对老年慢性肾脏病 3b 期及以上患者全身功能状态进行评估及干预？

【关键词】

慢性肾脏病（chronic kidney disease，CKD）3b 期；全身功能状态；评估与干预

【原因/表现】

慢性肾脏病 3b 期是指肾小球滤过率（GFR）在 30~44ml/（min·1.73m^2）。由于肌肉萎缩、肌力下降和心血管功能下降，老年 CKD 3b 期或以上患者普遍存在全身功能降低。流行病学调查显示功能状态的下降与死亡率、住院率的增加密切相关。

【评估】

ERBP 指南推荐：使用简单的评分系统对老年 CKD 3b 期或以上的患者进行功能状态评估，包括自我评定量表和现场测试。自我评定量表包括日常生活能力量表（ADL）、健康调查简表（SF-36）等；现场测试项目包括蹲起试验、步速测量和 6 分钟步行试验。指南建议：透析患者每 6~8 周，非透析的 CKD 3b~5 期患者在每次随访时，均应进行功能状态评估。

【护理措施】

1. CKD 患者每周应进行 5 次中 - 轻度运动，每次至少持续 30 分钟，以达到理想体重。

2. 运动对老年 CKD 3b 期或以上患者的功能状态也有积极作用。由专业的临床理疗医师根据患者的能力和需求制订系统化运动训练方案，患者按要求执行，同时密切监管和定期随访，及时调整运动方案。

【拓展】

慢性肾脏病分期及治疗计划

分期	特征	GFR [ml/(min·1.73m^2)]	治疗计划
1	肾损伤，GFR正常或稍高	≥90	诊断和治疗；治疗合并疾病；延缓疾病进展；减少心血管患病危险因素
2	肾损伤，GFR轻度降低	60~89	评估、减慢疾病进展
3a	GFR轻至中度降低	45~59	评估、预防和诊断并发症
3b	GFR中至重度降低	30~44	治疗并发症
4	GFR重度降低	15~29	准备肾脏替代治疗
5	终末期肾病	<15（或透析）	肾脏替代治疗

知识点链接

[1] 裴小华, 柏云, 赵卫红. 老年 3b 期或以上慢性肾脏病患者的管理 2016 欧洲最优肾脏临床实践组织临床实践指南解读 [J]. 中华老年医学杂志,2018,37(5)：492-495.

[2] 尤黎明, 吴瑛. 内科护理学 [M]. 6 版. 北京：人民卫生出版社,2017.

十八、老年骨质疏松患者如何正确使用双磷酸类药物？

【关键词】

　　骨质疏松；双磷酸类药物

【护理措施】

　　1. 使用双膦酸盐 5 年，或者唑来膦酸钠 3 年后，应对患者病情进行评估以确定是否继续用药。不推荐过长时间（大于 5 年）使用，高骨折风险患者除外。

　　2. 双膦酸盐使用期间注意口腔卫生，尽量避免拔牙等口腔手术。

　　3. 对存在下颌骨坏死高风险的患者（伴有糖尿病、牙周病、使用糖皮质激素、免疫缺陷、吸烟等），需要复杂侵入性口腔手术时，需暂停双膦酸盐治疗 3~6 个月后，再实施口腔手术。术后 3 个月如无口腔特殊情况，再恢复使用双膦酸盐。

　　4. 双膦酸盐药物停用期间，定期（停药开始第一年每 6 个月一次，此后每年一次）检测骨密度，每 6 个月检测骨转换标记物。当骨密度明显下降、骨转换标记物显著升高或者出现新发骨折时，应考虑继续双膦酸盐或其他抗骨质疏松药物治疗。

【拓展】

双磷酸类药物的不良反应

1. 胃肠道反应：口服双膦酸盐后少数患者可能发生轻度胃肠道反应，包括上腹疼痛、反酸等症状。有活动性胃及十二指肠溃疡、反流性食管炎者、功能性食管活动障碍者慎用。

2. 一过性"流感样"症状：首次口服或静脉输注含氮双膦酸盐可出现一过性发热、骨痛和肌痛等类流感样不良反应，多在用药3天内明显缓解，症状明显者可用非甾体抗炎药或其他解热镇痛药对症治疗。

3. 肾脏毒性：进入血液的双膦酸盐类药物约60%以原形从肾脏排泄，每次给药前应检测肾功能，肌酐清除率＜35ml/min的患者禁止静脉输注双膦酸盐类药物。尽可能使患者水化，静脉输注唑来膦酸的时间应不少于15分钟，伊班膦酸钠静脉输注时间不少于2小时。

4. 下颌骨坏死(osteonecrosis of the jaw，ONJ)：双膦酸盐相关的ONJ罕见。绝大多数(超过90%)发生于恶性肿瘤患者应用大剂量注射双膦酸盐以后，以及存在严重口腔疾病的患者。对患有严重口腔疾病或需要接受牙科手术的患者，不建议使用该类药物。

5. 非典型股骨骨折(atypical femur fracture，AFF)：即在低暴力下发生在股骨小转子以下至股骨髁上之间的骨折，AFF可能与长期应用双膦酸盐类药物有关。

知识点链接

《中国老年骨质疏松症诊疗指南》(2018) 工作组，中国老年学和老年医学学会骨质疏松分会 . 中国老年骨质疏松症诊疗指南 (2018)[J]. 中国骨质疏松杂志，2018，24(12)：1541-1559.

十九、如何为老年骨质疏松患者制订个体化运动处方？

【 关键词 】

骨质疏松；个体化运动处方

【 原因/表现 】

运动有助于增加骨密度，可改善机体敏捷性、力量、姿势及平衡等，减少跌倒风险。对于老年骨质疏松或骨质疏松高风险的患者，运动(45~60 分钟 / 次，3~4 次 / 周，持续 5 周以上)，特别是组合运动 (高速运动 + 模拟功能任务)，能明显改善患者活动性、平衡性、肌肉功能及自我评估等方面的身体功能。

【护理措施】

1. 开始新的运动训练前应咨询临床医生，进行相关评估，选择适合的运动方式。

2. 优先选择负重训练及肌肉功能锻炼，可有效防止年龄相关的骨量流失，改善身体灵活度、增加肌肉力量及身体平衡情况，从而增加骨强度并降低跌倒及骨折风险。

3. 身体功能较好、无骨质疏松骨折高风险及无明显活动受限的老年人群首选陆地运动。

4. 身体基本条件差、骨质疏松骨折高风险、椎体骨质疏松骨折及不能耐受较高强度运动的患者，选择较低冲击性训练，如水上运动、太极拳、平衡及步态训练等。

5. 不能自主运动的患者，可采用累积高剂量和低量级全身振动来改善腰椎骨密度。

6. 运动应循序渐进、持之以恒，规律运动。

【拓展】

骨质疏松患者骨折术后的运动要点

对于绝大多数骨质疏松性骨折的患者而言，康复锻炼应在术后尽早进行。骨质疏松症患者最常见的骨折部位包括髋关节、桡骨远端、脊柱、肱骨近端及踝关节。

1. 髋部骨折：术后24小时内在助行器或陪护的帮助下站立或慢步行走，坚持康复锻炼，如负重训练，这对于降低术后并发症和再入院率而言极为重要。适当的疼痛管理可有效提升康复锻炼效果。

2. 桡骨远端骨折：术后早期进行手指的活动训练。固定装置解除后进行康复训练，其内容包括手指与手部的活动训练及职业治疗，以恢复患肢活动度及增强肌肉力量。

3. 脊柱骨折：术后尽早进行康复锻炼。其目的在于促进肌肉力量和脊柱活动度的恢复，有利于今后的脊柱活动和正常行走。可进行适当的负重及平衡训练，辅以呼吸锻炼和背部伸肌运动锻炼。太极和水疗法都是不错的选择。

4. 肱骨近端骨折：在疼痛可以耐受的情况下，外固定解除或手术完成后早期进行康复训练，包括肘关节、腕关节及手部的活动训练。

5. 踝部骨折：踝关节骨折通常不稳定，术后要尽可能保证踝关节的稳定性，一般采取石膏外固定或其他间接的固定方式来保证踝关节术后稳定性。

知识点链接

[1]《中国老年骨质疏松症诊疗指南》(2018) 工作组，中国老年学和老年医学学会骨质疏松分会 . 中国老年骨质疏松症诊疗指南 (2018)[J]. 中国骨质疏松杂志,2018,24(12)：1541–1559.

[2] 中华医学会骨质疏松和骨矿盐疾病分会 . 原发性骨质疏松症诊疗指南 (2017) [J]. 中国全科医学杂志,2017,20(32)：3963–3982.

[3] 中华医学会骨科学分会青年骨质疏松学组，中国医师协会急救复苏专业委员会创伤骨科与多发伤学组，上海市中西医结合学会骨质疏松专业委员会 . 中国骨质疏松性骨折围手术期处理专家共识 (2018) [J]. 中国临床医学,2018,25(5)：860–867.

二十、如何预防骨质疏松患者发生"人生最后一次骨折"——股骨颈骨折?

【关键词】

骨质疏松;股骨颈骨折

【原因/表现】

骨质疏松症是一种以骨量减低、骨组织微结构损坏,导致骨脆性增加、易发生骨折为特征的全身性骨病。骨质疏松性骨折是骨质疏松症的严重后果,特别是髋部骨折,具有高致死率及致残率。髋关节骨折主要表现为股骨颈骨折,俗称"人生最后一次骨折"。

【护理措施】

1. 识别骨质疏松骨折危险因素,筛查高危人群,尽早防治骨质疏松症,减少骨折发生。可使用世界卫生组织推荐的骨折风险预测工具(FRAX)评估患者 10 年髋部骨折及主要骨质疏松骨折(椎体、前臂、髋部或肩部)的概率。

2. 预防跌倒,跌倒是骨质疏松性骨折的独立危险因素。跌倒的危险因素包括:①环境因素:光线昏暗、路面湿滑、地面障碍物、地毯松动、卫生间未安装扶手等;②自身因素:年龄老化、肌少症、视觉异常、感觉迟钝、神经肌肉疾病、缺乏运动、平衡能力差、步态异常、既往跌倒史、维生素 D 不足、营养不良、心脏疾病、体位性低血压、抑郁症、精神和认知疾患药物等。

【拓展】

骨质疏松症及脆性骨折风险因素

因素类别	内容
不可控因素	年龄：过早停经史（＜45岁）；脆性骨折史；家族脆性骨折史
可控因素	1. 低体重（BMI＜20kg/m^2）；大量饮酒（＞2单位^a/天）；高摄入；低骨密度；钙和（或）维生素D摄入减少；制动；吸烟；日常活动减少；跌倒 2. 疾病：①内分泌疾病：糖尿病、甲状旁腺功能亢进、甲状腺功能亢进、原发性甲状腺功能亢进、垂体前叶功能减退症、性腺功能减退症、库欣综合征、神经性厌食、雄激素抵抗综合征、高钙尿症等；②风湿免疫性疾病：类风湿性关节炎、系统性红斑狼疮、强直性脊柱炎、其他风湿免疫性疾病等；③消化系统疾病：炎症性肠炎、吸收不良、慢性肝病、胃肠道旁路或其他手术、胰腺疾病、乳糜泻等；④神经肌肉疾病：癫痫、阿尔兹海默症、帕金森病、多发性硬化症、卒中、脊髓损伤、肌萎缩等；⑤血液系统疾病：多发性骨髓瘤、淋巴瘤、白血病、单克隆免疫球蛋白病、血友病、镰状细胞贫血、系统性肥大细胞增多症、珠蛋白生成障碍性贫血等；⑥其他疾病：中度至重度慢性肾脏疾病、哮喘、慢性代谢性酸中毒、慢性阻塞性肺病、器官移植后、充血性心力衰竭、抑郁、艾滋病、淀粉样变等 3. 药物：促性腺激素受体激动剂、糖皮质激素、抗凝剂（肝素）、质子泵抑制剂、长期抗抑郁药物、抗癫痫药、噻唑烷二酮类增敏剂、芳香化酶制剂、肿瘤化疗药、巴比妥类药物、铝剂（抑酸剂）、环孢霉素A、他克莫司、甲状腺激素、选择性5-羟色胺再摄取抑制剂、抗病毒药

注：BMI 为体质量指数；^{a}：1 个单位相当于 8~10g 乙醇，相当于 285ml 啤酒，120ml 葡萄酒，30ml 烈性酒

知识点链接

[1]《中国老年骨质疏松症诊疗指南》（2018）工作组，中国老年学和老年医学学会骨质疏松分会. 中国老年骨质疏松症诊疗指南（2018）[J]. 中国骨质疏松杂志，2018，24(12)：1541-1559.

[2] 中国康复医学会老年康复专业委员会专家共识组，上海市康复医学会专家共识组. 预防老年人跌倒康复综合干预专家共识 [J]. 老年医学与保健杂志，2017, 23(5)：349-351.

二十一、对老年人反复发生肺部感染的评估及综合护理要点有哪些?

【关键词】

老年肺部感染;综合护理

【评估】

1.一般评估:

(1)评估意识、生命体征、血氧等。

(2)评估是否有精神萎靡、神志淡漠、嗜睡、昏睡、觉醒程度的改变或烦躁、意识模糊、谵妄等精神状态的改变,以及是否有特殊类型精神障碍等。

(3)评估有无窒息风险。

(4)评估是否置入管道,如胃管、中心静脉置管、尿管、造瘘管、气管插管、各类引流管等。

(5)评估有无吸烟史、误吸史、卒中后吞咽困难史等。

(6)评估体质量指数、生活自理能力、运动能力等,必要时进行衰弱评估。

(7)评估依从性与家庭社会支持程度。

2.专科评估:

(1)评估有无气促、咳嗽、咳痰等呼吸道感染的表现。

(2)评估有无发绀、心动过速、低血压等循环系统的表现。

(3)评估是否有乏力、食欲不振等消化系统的表现。

(4)评估是否合并有基础疾病,如食管病变、慢性阻塞性肺疾病、心功能不全、消化道出血、肾功能不全、脑血管疾病、帕金森综合征等。

(5)评估是否与社区获得性肺炎或院内获得性肺炎有关。

（6）评估血常规、生化指标、D–二聚体、C–反应蛋白、血气分析及细菌培养结果。

【护理措施】

1. 一般护理：

（1）急性期卧床休息，半卧位，低糖低盐低脂饮食，注意补充优质蛋白和维生素，心功能正常的患者保证足够饮水量，给予口腔护理，保持二便通畅。对于营养不良风险及免疫力低下的患者提供肠内营养支持，必要时肠外营养支持。

（2）监测生命体征，发热患者给予物理降温，部分高龄老年人可出现体温不升，注意保暖。观察痰液的量、颜色与性状。

（3）病室内室温适宜，注意通风，必要时进行空气消毒。严格执行无菌操作及消毒隔离制度，避免医源性感染及院内感染。

（4）正确留取痰标本送检。

2. 氧疗护理：根据血气分析结果调整氧流量及吸氧时间，观察氧疗效果。

3. 气道护理：给予有效的雾化吸入，拍背，协助患者翻身、排痰或体位引流。指导患者掌握深呼吸及有效咳嗽的方法，保持气道通畅，必要时吸痰。

4. 心理护理：关注患者情绪，避免因负面情绪而导致的抑郁状态，加强与患者及家属的沟通，使其积极配合治疗护理。

5. 用药护理：观察抗生素及止咳祛痰药物的疗效，有无不良反应。

6. 预防潜在并发症：

（1）防止误吸：采取正确的进食体位，加强口腔护理，必要时鼻饲。加强鼻饲患者规范管理，落实院内获得性肺炎预防护理策略。

（2）感染性休克的抢救：休克卧位，保持气道通畅，高流量吸氧，补充血容量，遵医嘱使用抗生素与血管活性药物，纠正水、电解质及酸碱平衡紊乱。

7.安全护理：防止坠床、非计划性拔管、压疮等。

8.健康教育：做好用药指导，根据患者发病原因，针对性地指导患者掌握吞咽功能锻炼、呼吸功能锻炼、家庭氧疗、雾化治疗等方法，重视家属肺部感染预防知识的教育。

【拓展】

老年卧床患者肺部感染规范化护理干预策略核心内容

环节	核心内容
风险评估	1. 患者因素：卧床时间、基础疾病情况、年龄>65岁等 2. 误吸相关因素：是否存在吞咽功能障碍、胃食管反流等 3. 医疗操作相关因素：如吸痰、留置胃管、气管插管或切开等
病情观察	1. 评估痰液的颜色、性质、量、气味和有无肉眼可见的异物等 2. 每日监测患者生命体征、血氧饱和度、意识状态等的变化
预防措施	1. 口腔护理：推荐使用含0.12%氯己定的口腔护理液进行口腔护理（≥2次/天），可根据患者病情和口腔清洁情况适当增加频次；每2~4小时湿润口唇和口腔黏膜一次 2. 排痰护理：病情允许情况下给予叩背，鼓励咳嗽、咳痰，必要时实施体位引流、振动排痰等 3. 呼吸机相关性肺炎预防措施：做好人工气道护理，无菌剪口纱每日更换一次，如气管切开伤口处渗血、渗液或分泌物较多，及时更换。泡沫敷料每3~4天更换1次，完全膨胀时及时更换。保持适当的气囊压力，机械通气患者每4小时监测气囊压力，尽量使压力维持在20~30cmH$_2$O。气管插管或气管切开套管妥善固定，每班观察记录气管插管置入深度；呼吸机管路的消毒与维护等 4. 误吸相关预防措施：识别误吸高危人群，此类患者进行肠内营养支持时，推荐使用经鼻十二指肠管或经鼻空肠管；保持口腔清洁，清醒患者每天至少刷牙2次；每次鼻饲前必须评估胃管位置，持续鼻饲患者每4小时评估一次。持续鼻饲、体位引流、吞咽功能障碍等误吸高危患者评估胃内容量，并听诊肠鸣音，遵医嘱调整喂养的速度和量；在病情允许及鼻饲过程中，保持患者处于半卧位(床头抬高30°~45°)等
健康教育	1. 预防措施宣教：指导加强锻炼，嘱其注意休息、戒烟以及避免熬夜、受凉和过度疲劳等 2. 指导呼吸功能锻炼方法：告知其锻炼方法及注意事项，如呼气时避免腹肌收缩等 3. 经口进食预防误吸方法：保持床头抬高、指导进行吞咽功能锻炼等

【评价】

　　1. 患者能够进行有效咳嗽，能咳出痰液，保持呼吸道通畅。

　　2. 体温维持在正常范围。

　　3. 患者在住院期间未发生感染性休克及误吸。

知识点链接

[1] 李伏超,潘颖,赵燕. 老年住院患者肺部感染预后相关因素分析 [J]. 皖南医学院学报, 2019,38(1)：53-56.

[2] 李萍欢, 张素萍. 老年人误吸危险因素研究及护理干预对策 [J]. 实用临床护理学杂志,2018,3(4)：174-176.

[3] 杨兵, 朱晓菡, 林爱琴. 营养支持治疗对老年肺部感染合并营养风险患者免疫功能及疗效的影响 [J]. 中国老年学,2017,37 (6)：1435-1437.

[4] 李芳芳, 曹晶, 吴欣娟. 基于循证的规范化护理预防老年卧床患者肺部感染研究 [J]. 护理学杂志,2019,34(1)：9-12.

二十二、如何指导老年慢性阻塞性肺疾病患者做好稳定期的自我管理？

【关键词】

　　慢性阻塞性肺疾病；稳定期自我管理

【评估】

　　1. 评估患者 COPD 相关知识的掌握情况：COPD 病理生理、危险因素、症状、体征、治疗和并发症。

　　2. 评估自我管理技能的掌握情况：认知能力和生活自理能力、控制病情的技巧、药物吸入的技能、自我管理工具。

3. 评估自我管理的依从性：呼吸锻炼、用药管理、家庭氧疗、赴医院就诊的时机与家庭社会支持情况。

【 拓展 】

慢性阻塞性肺疾病的管理循环

制订慢性阻塞性肺疾病起始治疗方案后，应重新评估患者的治疗目标，并在回顾患者对起始治疗的反应后，调整药物治疗。主要依据患者的症状和急性加重风险、吸入技术及依从性、非药物治疗（包括肺康复和自我管理）、患者的治疗反应包括是否存在不良反应等的评价来调整用药方案，如换用其他吸入装置、更换不同的化学成分药物、采取升/降阶梯治疗策略。

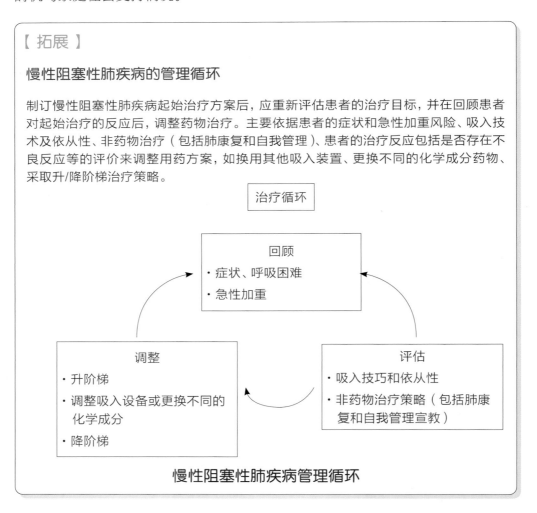

慢性阻塞性肺疾病管理循环

【 护理措施 】

1. 讲解 COPD 的疾病知识与预后：慢性阻塞性肺疾病的典型症状慢性和进行性加重的呼吸困难、咳嗽和咳痰，有危险因素暴露史。当出现呼吸困难加重、痰量增多、痰液变浓甚至胸闷、喘息等症状应考虑为急性发作，需及时就医。依从性高、能够规范化治疗并避免急性发作对于慢性阻塞性肺疾病的预后非常重要。

2.协助制订自我管理方案：根据医嘱长期、规律、正确用药并定期复诊、戒烟戒酒、饮食管理、避免诱因、家庭氧疗、康复训练、并发症的管理。

3.提高患者的自我管理技能：示范药物吸入的技能并评估掌握情况，包括长期家庭氧疗的时机和方法、家庭雾化治疗的方法、无创机械通气的使用与维护方法。讲解慢性阻塞性肺疾病自我评估测试（CAT）问卷的使用方法。家属或陪护人员同步培训。

【拓展】

慢性阻塞性肺疾病患者自我评估测试问卷

症状	评分（分）	症状
我从不咳嗽	0 1 2 3 4 5	我总是在咳嗽
我一点痰也没有	0 1 2 3 4 5	我有很多很多痰
我没有任何胸闷的感觉	0 1 2 3 4 5	我有很严重的胸闷感觉
当我爬坡或上一层楼梯时，感觉严重喘不过气来	0 1 2 3 4 5	当我爬坡或上一层楼梯时，没有气喘的感觉
我在家里能够做任何事情	0 1 2 3 4 5	我在家里做任何事情都很受影响
尽管我有肺部疾病，但对外出很有信心	0 1 2 3 4 5	由于我有肺部疾病，对离开家一点信心都没有
我的睡眠非常好	0 1 2 3 4 5	由于我有肺部疾病，睡眠相当差
我精力旺盛	0 1 2 3 4 5	我一点精力都没有

注：数字0~5表示严重程度，请标记最能反映你当前情况的选项，在数字上打√，每个问题只能标记一个选项

4.强化患者的依从性：评估患者依从情况，评价患者对长期规范化治疗方案的理解程度，评价患者对正确用药及治疗计划的执行力，评价患者定期随访情况。强调自我管理与家庭支持的重要性，运用多元化健康教育方式来提高患者的依从性。

【评价】

患者掌握 COPD 稳定期自我管理的相关知识与技能。

知识点链接

[1] 陈亚红 . 2019 年 GOLD 慢性阻塞性肺疾病诊断、治疗及预防全球策略解读 [J]. 中国医学前沿杂志(电子版),2019,11(1)：1-14.

[2] 陈荣昌，王辰，迟春花 . 慢性阻塞性肺疾病基层诊疗指南(实践版 2018)[J]. 中华全科医师杂志,2018,17(11)：871-877.

二十三、如何指导老年慢性阻塞性肺疾病患者正确使用吸入剂？

【关键词】

老年慢性阻塞性肺疾病；吸入剂

【评估】

1. 评估是否存在其他导致呼吸困难的病因。

2. 评估患者的认知能力、药物吸入技术与依从性，药物吸入装置的使用方法是否正确，执行治疗方案的依从性。

【原因/表现】

引起老年慢性阻塞性肺疾病患者药物治疗后出现呼吸困难的原因主要有：

1. 药物吸入技术不正确：在采用定量定压式气雾器时尤其常见。

2. 依从性差：未严格执行治疗方案；自我管理欠佳。

【护理措施】

1. 根据患者是否能够自主吸入、有无足够的吸气流速、口手是否协调选择正确的吸入装置。雾化吸入给药对于部分年老体弱、吸气流速较低、疾病严重程度较重、使用干粉吸入器存在困难的患者可能是更佳选择。

【拓展】

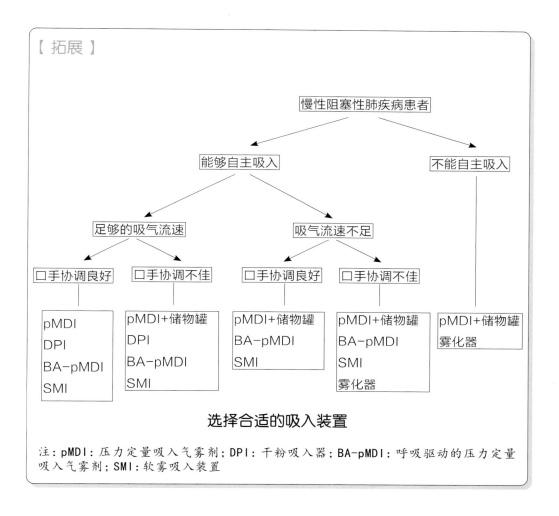

选择合适的吸入装置

注：pMDI：压力定量吸入气雾剂；DPI：干粉吸入器；BA-pMDI：呼吸驱动的压力定量吸入气雾剂；SMI：软雾吸入装置

2.培训患者正确使用药物吸入装置，并要求患者能够正确演示操作步骤。同步对家属或者陪护人员进行培训。

3.严格按照医嘱制订的治疗方案每天吸入，不可自行减药或停药。

4.如吸入激素类药物，吸入之后应及时漱口，清除沉积在口咽部的残留药物，以免出现声音嘶哑、溃疡和口咽部疼痛不适等症状。

【评价】

患者掌握吸入药物装置的正确使用方法，了解药物不良反应。

知识点链接

[1] 陈亚红. 2019 年 GOLD 慢性阻塞性肺疾病诊断、治疗及预防全球策略解读 [J]. 中国医学前沿杂志(电子版),2019,11(1): 1-14.

[2] 陈荣昌,王辰,迟春花. 慢性阻塞性肺疾病基层诊疗指南(2018 年)[J]. 中华全科医师杂志,2018,17(11): 856-877.

二十四、如何为老年心肺功能障碍患者选择最佳的康复治疗时间?

【 关键词 】

  心肺功能障碍;康复治疗

【 评估 】

  1. 运动感觉、意识障碍及吞咽障碍。

  2. 心肺功能。

  3. 疼痛。

【 拓展 】

老年心肺功能障碍患者的康复治疗

1. 概念界定

心脏康复:通过综合康复医疗,包括主动积极训练与再训练,改善心血管功能,在生理、心理、社会、职业和娱乐等方面达到较佳功能状态,同时强调积极干预心脏危险因素,阻止或延缓疾病发展过程。

2. 心血管病患者最佳运动方案 : 有氧耐力训练与间歇力量性训练相结合。

(1) 有氧运动 : 有效提高患者全身有氧能力及生活质量,每周进行3次以上中等强度运动,可选择散步、慢跑、骑自行车、游泳等。

(2) 力量性训练 : 每周进行2次肌肉运动,如举重。训练时轻、中度阻力联合抗阻运动与有氧运动可更大程度地提高运动能力。

【 护理措施 】

1. 介入时机

（1）血流动力学及呼吸功能稳定后，立即开始。

（2）入重症医学科 24~48 小时后，符合以下标准，即可实施康复介入：①心率＞ 40 次 / 分或＜ 120 次 / 分；②收缩压≥ 90mmHg 或≤ 180mmHg，和（或）舒张压≤ 110mmHg，平均动脉压≥ 65mmHg 或≤ 110mmHg；③呼吸频率≤ 25 次 / 分；④血氧饱和度≥ 90%，机械通气吸入氧浓度≤ 60%，呼气末正压≤ 10cmH$_2$O；⑤使用多巴胺≤ 10mg/(kg·min) 或去甲肾上腺素 / 肾上腺素≤ 0.1mg/(kg·min)。

（3）生命体征稳定者，逐渐过渡至离床、坐位、站位、躯干控制、移动活动、耐力训练及物理治疗等。

2. 暂停时机

（1）心率：①不低于年龄最高心率预计值的 70%；②静息心率基础上下降＞ 20%；③心率＜ 40 次 / 分或＞ 130 次 / 分；④出现新的心律失常；⑤急性心肌梗死、急性心力衰竭。

（2）血压：①收缩压＞ 180mmHg 或舒张压＞ 110mmHg 或有直立性低血压；②平均动脉压＜ 65mmHg；③使用新血管活性药或药量增加。

（3）呼吸频率：①呼吸频率＜ 5 次 / 分或＞ 30 次 / 分或出现呼吸困难，血氧饱和度＜ 88%，机械通气吸入氧浓度≥ 60%，呼气末正压≥ 10cmH2O；②人机对抗；③镇静或昏迷；④患者明显躁动，需要加强镇静剂量，RASS 镇静评分＞ 2 分；⑤有明显胸闷、气急、眩晕、显著乏力等不适症状。

【 评价 】

康复治疗安全有效。

知识点链接

[1] 中国康复医学会重症康复专业委员会呼吸重症康复学组，中国老年保健医学研究会老龄健康服务与标准化分会，《中国老年保健医学》杂志编辑委员会，等. 中国呼吸重症康复治疗技术专家共识 [J]. 中国老年保健医学，2018，16(5)：3–11.

[2] 陈莎莎. 康复运动对慢性心衰患者临床疗效观察及生活质量的影响 [D]. 2017.

[3] 中国老年保健医学研究会老龄健康服务与标准化分会，《中国老年保健医学》杂志编辑委员会，北京小汤山康复医院. 中国社区心肺康复治疗技术专家共识 [J]. 中国老年保健医学，2018，16(3)：41–56.

[4] MAHSHID M, PAUL O, CAROLINE C, et al. Cardiac Rehabilitation Quality Improvement: A NARRATIVE REVIEW[J]. Journal of cardiopulmonary rehabilitation and prevention, 2019, 39(4):226–234.

[5] GATHRIGHT, EMILY C, BUSCH, et al. Improvements in Depressive Symptoms and Affect During Cardiac Rehabilitation[J]. Journal of Cardiopulmonary Rehabilitation and Prevention, 2019, 39(1):27–32.

二十五、如何为老年慢性阻塞性肺疾病急性加重患者制订个体化出院指导方案？

【关键词】

慢性阻塞性肺疾病急性加重（AECOPD）；个体化出院指导

【评估】

1. 评估患者的认知能力和生活自理能力，评估家庭及社会支持程度（如随访社区医师、家庭经济状况、家庭医疗等）。

2. 评估引起此次发病的原因和（或）诱因。AECOPD 最常见的原因为上呼吸道病毒感染和气管 – 支气管感染。其他诱因包括吸烟、空气污染、吸入过敏原、外科手术、应用镇静药物、停用慢性阻塞性肺疾病吸入药物治疗、气胸、胸腔积液、充血性心力衰竭、心律不齐与肺栓塞等。

3. 评估患者对 AECOPD 疾病知识的掌握程度，能否识别急性加重的临床症状并及时就诊。

4. 评估患者对既往治疗方案的依从性及是否掌握稳定期药物的正确使用方法。

【 护理措施 】

1. 用药指导：确保患者及家属和（或）陪护人员了解慢性阻塞性肺疾病稳定期药物治疗方案，确保患者掌握正确的药物吸入技术和用药后口腔护理的方法，并掌握如何停止糖皮质激素和抗菌药物治疗的方法。

2. 氧疗指导：急性加重过程中存在低氧血症的患者需要长期氧疗，对该类患者及需要家庭雾化治疗的患者讲解氧疗目的并提供指导，如氧疗装置的选择、氧疗的方法、氧疗过程中的病情观察和氧疗的注意事项等。

3. 肺康复：讲解呼吸肌锻炼的重要性，指导患者掌握缩唇呼吸和腹式呼吸的方法。尽早进行肺康复可以改善运动能力和健康状态。

4. 运动指导：根据患者体力活动和日常活动的能力给予运动建议，如步行、慢跑、打太极拳等。

5. 生活方式指导：合理饮食（宜高热量、高蛋白、多维生素、易消化食物，适量饮水 1000~1500ml/d），戒烟，接种流感疫苗或肺炎球菌疫苗，避免接触污染环境及其他诱因。

6. 随访：确定随访时间，提供随访计划。指导患者掌握慢性阻塞性肺疾病自我评估测试问卷的使用方法，做到评估后及时记录并提供给随访人员。对认知或自理能力缺陷的患者进行家庭支持或社区护士的衔接与指导。加入门诊慢病管理，定期检测肺功能。

【 拓展 】

AECOPD预后不良的因素

AECOPD预后不良的独立相关因素包括高龄、低体重质量指数、伴随疾病（如心血管疾病或肺癌），既往因急性加重住院史，急性加重指标的临床严重程度、出院后是否需要长期氧疗以及药物维持治疗的依从性等。呼吸系统症状反复出现且症状严重，生活质量差，肺功能差，运动耐力低，CT扫描显示肺组织密度低和支气管壁增厚均增加慢性阻塞性肺疾病患者急性加重后的死亡风险。

知识点链接

慢性阻塞性肺疾病急性加重（AECOPD）诊治专家组. 慢性阻塞性肺疾病急性加重（AECOPD）诊治中国专家共识（2017 年更新版）[J]. 国际呼吸杂志,2017,37(14)：1041-1057.

二十六、阿尔兹海默病老年患者精神行为异常的综合管理有哪些？

【 关键词 】

阿尔兹海默病；精神行为异常；综合管理

【 原因/表现 】

阿尔兹海默病精神行为异常（behavioral and psychological symptoms of dementia，BPSD）指痴呆患者除了记忆等认知功能损害之外，常常会出现感知觉、情感及思维行为的异常或紊乱，包括幻觉、错觉、妄想、焦虑、抑郁、淡漠、易激惹、冲动行为及脱抑制行为等。BPSD 不仅给患者本人带来痛苦，也加重了照料负担与疾病负担。

【护理措施】

综合管理的目标主要为提高患者和照护者的生活质量，尽可能维持原有的生活功能。

1. 专业照料与家庭照料结合。

2. 了解患者的个性、爱好、尚存的能力、过去的经历等信息，在此基础上找到以患者为中心的适宜照料方法。

3. 定期评估效果，持续改进，精神行为症状的照料要贯穿疾病的全病程。

4. 非药物的照料干预是 BPSD 的首选方案，药物治疗也应合并非药物干预；干预的方法要逐步连贯地进行，并且在干预前后进行评估，不断改进照料方式。

5. 保护患者的安全，隔离危险品。

知识点链接

[1] 中国老年医学学会认知障碍分会，认知障碍患者照料及管理专家共识撰写组 . 中国认知障碍患者照料管理专家共识 [J]. 中华老年医学杂志,2016,35(10)：1051-1060.

[2] 肖卫忠，张娜 . 阿尔茨海默病的全程管理 [J]. 中华老年医学杂志，2017，36(4)：355-357.

二十七、如何对老年人功能性消化不良进行评估与管理?

【关键词】

功能性消化不良；评估与管理

【原因/表现】

功能性消化不良是指一组源自上腹部、持续存在或反复发生的症候群，主要包括上腹部疼痛或烧灼感、上腹胀闷或早饱感或餐后饱胀、食欲缺乏、嗳气、恶心或呕吐等症状,但上消化道内镜、肝胆胰影像学和生化检查均未见明显异常。老年人上消化道结构和功能存在生理性退化,是功能性消化不良的高危人群。

【评估】

1. 消化不良症状的评估:

(1)餐后饱胀:食物长时间存留于胃内引起的不适感。

(2)早饱感:指进食少许食物即感胃部饱满,不能继续进餐。

(3)上腹痛:位于胸骨剑突下与脐水平以上、两侧锁骨中线间区域的疼痛。

(4)上腹烧灼感:局部灼热感,与胃灼热有所不同。胃灼热是指胸骨后烧灼样疼痛或不适,是胃食管反流病的典型症状。

2. 老年人消化不良的报警症状和体征包括:呕血或黑便、贫血、无法解释的身体质量减轻(大于身体质量的10%),进行性吞咽困难、吞咽疼痛,持续性呕吐及淋巴结肿大或腹部肿块等。

【护理措施】

1. 指导患者改善生活方式,调整饮食结构和习惯。饮食治疗的原则为:定时定量进餐、少量多餐、细嚼慢咽、避免摄入过粗、冷、热、咸、甜、辛辣食物和饮料,戒除烟酒;合理制订饮食计划,增加食物的色、香、味;定期进行营养状况评估,定期测量体重,检测有关营养指标的变化,如血红蛋白、血清蛋白等。

2. 经验性治疗的时间一般为2~4周。清除幽门螺旋感染治疗时,注意观察药物疗效及不良反应;抑酸药物一般在睡前空腹服用效果最好;胶体铋剂宜在餐前半小时服用,服用后可使牙齿、舌变黑,部分患者服用后出现便秘和黑便。

3. 护理人员要主动热情地做好生活护理,对易发怒生气的患者更应耐心,注意态度和语气,待其情绪稳定后再慢慢进行劝导和安慰。

知识点链接

郑松柏 . 老年人功能性消化不良诊治专家共识 [J]. 中华老年病研究电子杂志，2015，2(3)：1-7.

二十八、对老年良性前列腺增生患者如何进行常用药物的管理？

【关键词】

良性前列腺增生；药物管理

【原因/表现】

良性前列腺增生症是导致老年男性下尿路症状最常见的一种良性疾病。60岁左右患病率为 60%，≥ 70 岁达 80%。组织学表现为前列腺间质和腺体成分增生；解剖学表现为前列腺体积增大；临床症状以下尿路症状为主，并伴有尿动力学上的膀胱出口梗阻。

【拓展】

良性前列腺增生症的下尿路症状

下尿路症状分为储尿期、排尿期和排尿后症状。储尿期症状包括尿频、尿急、尿失禁及夜尿增多等；排尿期症状包括排尿踌躇、排尿困难及间断排尿等；排尿后症状包括排尿不尽、尿后滴沥等。

【护理措施】

良性前列腺增生症治疗方式包括等待观察、药物治疗和手术治疗。常用药物有 α_1 受体阻滞剂、5α 还原酶抑制剂、M 受体拮抗剂。

1.常见 α_1- 肾上腺素能受体阻滞剂,如特拉唑嗪、坦索罗辛等,可有效降低膀胱颈和前列腺平滑肌的张力,降低尿道阻力。α_1- 受体阻滞剂有头昏、直立性低血压等不良反应,最好睡前服用,服用后卧床休息,用药期间注意观察不良反应并定时监测血压。

2.常见 $5\alpha-$ 还原酶抑制剂有非那雄胺等(可阻止睾酮转变为双氢睾酮,使增生的前列腺体积缩小)。常见的不良反应包括勃起功能障碍、射精异常、性欲低下,其他不良反应包括男性乳房女性化、乳腺痛和皮疹等。在服药后 4~6 周才起效,一定嘱咐患者坚持长期服药。

3.常见 M 受体拮抗剂有特罗定和索利那新。不良反应包括口干、头晕、便秘、排尿困难和视物模糊等,多发生在用药 2 周内和年龄 >66 岁的患者。

知识点链接

中华医学会老年医学分会.老年人良性前列腺增生症 / 下尿路症状药物治疗共识(2015)[J].中华老年医学杂志,2015,34(12):1380-1387.

二十九、老年性胃食管反流病的饮食管理要点是什么?

【关键词】

老年性胃食管反流病(gastroesopheal reflux disease,GERD);饮食管理

【评估】

1.评估患者胃食管反流的症状。

2.评估患者体质指数及饮食习惯。

3.评估患者用药情况、依从性及心理社会状况。

【 拓展 】

胃食管反流病

胃食管反流病指胃十二指肠内容物反流入食管,可引起反流性食管炎(RE),以及咽喉、气道等食管邻近的组织损伤。GERD是由多种因素造成的消化道动力障碍性疾病,其主要发病机制是抗反流防御机制减弱和反流物对食管黏膜攻击作用的结果。

老年人随年龄增长,各种功能逐渐减退,出现唾液分泌减少,导致酸清除能力减弱;食管下括约肌(LIS)张力下降,致贲门松弛;食管上皮的增生和修复能力下降。引起腹压增高的因素(如肥胖、腹水、腰带过紧等),影响食管运动功能的疾病(如糖尿病、硬皮病等)均可诱发GERD。我国60岁以上老年人群GERD发病率较60岁以下人群明显增高。对GERD患者进行生活及饮食指导应当与药物治疗并重。

GERD临床表现多样,轻重不一。典型症状为烧心和反流,可伴有胸痛、吞咽困难。反流物刺激可引起食管外症状,如咽炎、慢性咳嗽和哮喘。非典型症状包括绞痛类似胸痛(约50%)、咽部症状、肺部症状、打嗝、吞咽疼痛等。

【 护理措施 】

1. 宜选用高蛋白、低脂、低糖、质软、易于消化的食物,注意补充足够的热量、蛋白质和维生素,注意烹调加工方法。避免机械性、化学性刺激食物。肥胖者应节制饮食并控制体重。

2. 进食后 3 小时避免平卧,休息时宜抬高床头 10~20cm。避免已知的食管刺激物,如番茄类、高脂、含酒精食物、巧克力、浓茶、薄荷、苏打水等。

3. 宜定时定量、少食多餐、缓慢进食,每日 5~7 餐,每餐量不超过正常量的 2/3。因少食多餐既可以减少胃酸对溃疡面的刺激,又可以提供足够营养。

4. 患者应禁烟酒,吸烟和饮酒会诱发 GERD。

5. 出现食管严重梗阻、出血时应禁食。

【 评价 】

患者进食后未出现胃食管反流症状。

知识点链接

[1] 中华医学会消化病学分会 . 2014 年中国胃食管反流病专家共识意见 [J]. 中华消化杂志,2014,34(10):649-661.

[2] 石蕾,王薇 . 老年胃食管反流病的诊治 [J]. 中华诊断学电子杂志,2017,5(2):73-79.

三十、老年癌痛患者使用镇痛药物的观察重点是什么?

【关键词】

老年癌痛;镇痛药物

【评估】

1. 评估患者对疼痛治疗的态度和依从性:①是否及时向医护人员报告疼痛;②是否遵医嘱按时服药;③家庭及社会支持系统是否完善。

2. 根据药物达峰时间评估镇痛效果。

3. 疼痛治疗期间需密切观察镇痛药物和辅助镇痛药物的不良反应。

【原因/表现】

癌痛的产生是多因素的,可以通过肿瘤本身或肿瘤浸润的局部组织或释放炎性介质导致,也可在进行化学疗法或放射性疗法等治疗方法中产生。

> 【拓展】
>
> **疼痛新定义**
>
> 疼痛是一种与组织损伤或潜在组织损伤相关的感觉、情感、认知和社会维度的痛苦体验。

【 护理措施 】

1.选择正确的给药途径，首选口服给药，如老年患者存在吞咽困难或不能耐受严重不良反应，可选择其他给药途径。

2.按规定时间间隔规律服药，以维持有效的血药浓度。

3.做好镇痛药物不良反应的预防、观察及护理。

（1）便秘患者应合理饮食，适当运动，保持每天排便的习惯，预防性使用缓泻剂。

（2）服药后初期出现恶心、呕吐的患者应合理使用止吐药物，可采用针灸疗法、放松疗法、音乐疗法等减轻其症状。

（3）患者出现皮肤瘙痒等不良反应时，嘱咐患者不可抓挠，局部可使用润肤剂，严重者可使用止痒药物。

（4）及时发现异常情况，包括嗜睡、过度镇静等意识障碍或呼吸抑制等症状，必要时使用纳洛酮解救处理。

（5）长期大剂量服用非甾体抗炎药的患者应密切观察有无呕血、黑便、进行性乏力、黑矇等并发症，并及时处理。

【 评价 】

1.疼痛控制有效。

2.并发症及时得到缓解。

知识点链接

[1] 北京护理学会肿瘤专业委员会，北京市疼痛治疗质量控制和改进中心.北京市癌症疼痛护理专家共识（2018版）[J].中国疼痛医学杂志，2018，24(9)：641-648.

[2] 中华护理学会肿瘤护理学会.癌痛患者护理指引专家共识（2017年版）[J].中国护理管理，2017，17(12)：1585-1587.

三十一、老年透析患者内瘘保护措施有哪些？

【关键词】

老年透析；内瘘；保护措施

【评估】

1. 用手触摸或听诊内瘘处震颤及血管杂音是否减弱或消失。

2. 低血压是造成动静脉内瘘闭塞的首要危险因素。

3. 血小板、血红蛋白及血凝常规。

4. 透析穿刺方式及透析后压迫止血方法。

5. 内瘘开始使用时间。

【护理措施】

1. 术肢适当抬高以减轻肢体水肿，术后 7 天应进行握球等肌肉锻炼。

2. 内瘘术后 8~12 周开始使用，不可过早穿刺。对老年患者和糖尿病患者应延长初次使用内瘘时间。

3. 首选绳梯式穿刺法，保证每个穿刺点间距 ≥ 1cm，并严格执行无菌操作，防止内瘘感染。

4. 透析结束后压迫穿刺部位 15~30 分钟，不宜过紧，以不出血、能扪及血管震颤音为宜，切忌环状压迫；如出现皮下淤血、肿胀可外涂喜疗妥 2~3 次 / 日，必要时辅助热敷理疗。

5. 透析前，慎用降压药物，控制血压在正常稍偏高的水平，以免引起透析相关低血压。勿在治疗中大量进食，以免血容量集中在胃肠道引起低血压。

6. 根据患者凝血情况调整低分子肝素钠用量，必要时口服抗凝药物。

7. 不能在内瘘侧肢体输液、采血、测量血压或使用内漏侧肢体提取重物。

8.指导患者进行内瘘自我监测,4~5 次 / 日。方法:可直接用手触摸或用听诊器听诊,扪及血管震颤或听到血管杂音表示内瘘通畅,如果震颤、血管杂音减弱或消失,有可能出现内瘘闭塞,应立即通知医生并轻揉吻合口周围血管,同时就诊。

【 拓展 】

通路相关性缺血综合征(dialysis access-induced ischemic syndrome,DAIIS)的定义和临床分级

1. 通路相关性缺血综合征的定义:指动静脉内瘘建立后,局部血流动力学发生变化,造成远端肢体供血减少,出现缺血性改变的一组临床症状综合征,主要表现有肢体发凉、苍白、麻木、疼痛等症状,严重者可出现坏死。

2. 临床分级:依据临床缺血程度将DAIIS分为4级。

0级:无缺血症状;

1级:轻度,手指末端发凉,几乎不伴有其他临床症状;

2级:中度,透析或运动时出现肢体缺血性疼痛;

3级:重度,静息状态下出现疼痛或组织出现溃疡、坏疽等症状。

【 评价 】

瘘体血管壁弹性良好,可触及震颤,无搏动增强或减弱、消失;测定自然血流量超过 500ml/min,内径 ≥ 5mm,距皮深度 < 6mm。

知识点链接

[1] 陈巧琼,李小卿 . 自体动静脉内瘘闭塞的原因及护理对策 [J]. 实用临床护理学杂志,2018,3(23):165-167.

[2] 中国医院协会血液净化中心管理分会血液净化通路学组 . 中国血液透析用血管通路专家共识(第 1 版)[J]. 中国血液净化,2014,13(8):549-558.

老年急重症护理

一、如何做好老年心力衰竭患者的容量管理？

【关键词】

老年心力衰竭；容量管理

【原因/表现】

1. 控制液体潴留，减轻容量超负荷，是缓解心力衰竭症状、降低再住院率、提高生活质量的重要措施，是治疗充血性心力衰竭的基石之一。

2. 容量管理的目的是使心力衰竭患者达到个体化的最佳容量平衡状态。

3. 完整的容量管理流程为：准确评估容量状态、确定容量管理目标、选择合适的治疗措施、制订个体化的容量管理方案。

【护理措施】

1. 容量状态评估：

（1）采集典型心力衰竭淤血症状：左心功能不全导致的肺淤血症状（劳力状态下呼吸困难、夜间阵发性呼吸困难或平卧后干咳、静息呼吸困难或端坐呼吸等）和右心功能不全导致的体循环淤血症状（水肿、腹胀、纳差等消化道症状）。

（2）体格检查：重点评估颈静脉怒张、肝颈静脉回流征、双下肢水肿。

（3）监测体质量、尿量、出入量的动态变化：如发现体质量持续增加（如 3 日增加 2kg），提示有容量超负荷的情况。

2. 容量管理：

（1）液体摄入量应根据环境及自身状态而定。慢性 D 期心力衰竭患者可将液体摄入量控制在 1.5~2L/d，也可根据体质量设定液体摄入量，体质量＜ 85kg 患者每日摄入液体量为 30ml/kg，体质量＞ 85kg 患者每日摄入液体量为 35ml/kg。

（2）每天特定时间（醒后、穿衣前、排尿后、进餐前）测量体重，如 3 日增加 2kg，提示有容量超负荷的情况。

（3）症状监测，教会患者了解心力衰竭的症状和体征，识别心力衰竭加重的临床表现。

3. 规范化药物使用与监测：指导药物的用法、疗效以及观察不良反应。

【 拓展 】

利尿剂抵抗

容量管理中利尿剂抵抗是较棘手的问题，临床特点为心力衰竭症状缓解不明显，住院心力衰竭恶化率、出院后死亡率和再住院率升高。利尿剂抵抗指存在心源性水肿的情况下，大剂量利尿剂的利尿作用减弱或消失的临床状态，或尽管利尿剂剂量递增，仍无法充分控制液体潴留和淤血症状。

知识点链接

中国医师协会心力衰竭专业委员会，中华心力衰竭和心肌病杂志编辑委员会 . 心力衰竭容量管理中国专家建议 [J]. 中华心力衰竭和心肌病杂志,2018,2(1)：8-15.

二、如何进行老年急性冠脉综合征患者病情的早期预警?

【关键词】

急性冠脉综合征;早期预警

【评估】

1. 评估生命体征,保持气道通畅,维持呼吸与循环稳定。

2. 询问病史,体格检查,心脏听诊。

3. 评估临床表现,如胸痛部位、性质、诱因、持续时间等。

4. 10 分钟内完成首份心电图。

5. 生物标记物:肌钙蛋白(最好是高敏肌钙蛋白)或肌酸激酶同工酶(CK-MB)。

【护理措施】

1. 心电监护、吸氧(有低氧血症时)、开放静脉通道、必要的镇痛(如使用吗啡等)。

2. 急性期卧床休息,病情稳定后主张早期活动。常规给予缓泻剂,预防便秘。少食多餐,宜低脂低胆固醇易消化饮食。

3. 做好疼痛、心律失常、心力衰竭等症状的护理。

4. 用药护理,如抗凝药物、抗血小板药物、溶栓药物等。

5. 心理护理。

【 拓展 】

早期预警

重要性早期预警评分（ViEWS）预测心搏骤停优于改良早期预警评分（MEWS）和英国国家早期预警评分（NEWS）。ViEWS包括收缩压、脉搏、呼吸、体温、血氧饱和度、是否吸氧及意识状态（AVPU）7项指标。AVPU中的A=清醒；V=对声音有反应（嗜睡）；P=对疼痛有反应（昏睡或浅昏迷）；U=无反应（深昏迷）。ViEWS总分范围为0~21分，得分越高，预后越差；分为低危（≤4分）、中危（5~6分）、高危（≥7分）3个危险级别。

ViWES指标及分值

指标	3	2	1	0	1	2	3
呼吸 （次/分）	＜9	–	–	9~14	15~20	21~29	＞29
氧饱和度	＜85%	85%~89%	90%~92%	93%~100%	–	–	–
辅助吸氧	–	–	–	无	–	–	有
脉搏 （次/分）	＜30	30~39	40~49	50~99	100~109	110~129	＞129
收缩压 （mmHg）	＜70	71~80	81~100	101~199	–	＞199	–
体温（℃）	＜34	34~34.9	35~35.9	36~37.9	38~38.9	＞38.9	–
意识	–	–	–	清醒	–	–	对疼痛、声音无反应

【 拓展 】

快速识别

1. 心电图：标准12导或18导心电图检查，动态访视记录（I级推荐，C级证据）。

2. 生物标记物

(1) 行高敏肌钙蛋白（hs-cTn）或肌钙蛋白（cTn）检测作为AMI生物标记物，在60分钟内获得结果。有条件可行床旁快速检测（POCT方法），在20分钟内获得结果（I级推荐，A级证据）。

(2) 如不能检测cTn，肌酸激酶同工酶可作为替代，动态检测cTn（hs-cTn），直至明确诊断，同时查验BNP或NT-proBNP有助于临床诊断和评价病情（I级推荐，B级证据）。

3. 影像学检查

(1) 行超声心动图评估心脏结构、运动与功能，具有确诊或鉴别诊断意义（I级推荐，A级证据）。

(2) 如果患者无反复胸痛，心电图结果正常，cTn（hs-cTn）水平正常，但仍疑似ACS，建议行无创符合试验诱发缺血发作，视结果再进一步考虑是否行有创检查（I级推荐，C级证据）。

(3) 如果cTn（hs-cTn）和（或）心电图结果正常，但仍疑似ACS，建议行多排螺旋计算机断层扫描MDCT冠脉造影检查（Ⅱa级推荐，A级证据）。

【 评价 】

1. 准确识别急性冠脉综合征并给予迅速处理。

2. 预测急性冠脉综合征患者心搏骤停的发生。

知识点链接

[1] 中国医师协会急诊医师分会，国家卫健委能力建设与继续教育中心急诊学专家委员会，中国医疗保健国际交流促进会急诊急救分会．急性冠脉综合征急诊快速诊治指南（2019）[J]. 临床急诊杂志,2019,20(4)：253-262.

[2] 吴婷婷，刘培昌，李红，等．重要性早期预警评分预测急性冠脉综合征住院患者心脏骤停效果评价 [J]. 护理学杂志,2018,33(19)：38-41.

三、如何应用 Super-score 评分模型判断老年急性心力衰竭早发作?

【 关键词 】

急性心力衰竭;Super-score 评分模型

【 评估 】

1. 评估老年患者急性心力衰竭的最常见病因:冠心病、高血压、慢性肾病、心肌病。

2. 评估老年患者急性心力衰竭的常见诱发因素:感染、心律失常、疲劳、治疗依从性差、贫血、情绪波动、医源性因素(用药)。

3. 评估患者左心功能早期降低的最早期征兆:出现原因不明的疲乏或运动耐力明显减低,以及心率增加 15~20 次 / 分。

4. 对高危患者应用急性心力衰竭早期预警 Super-score 评分模型预测 2~6 小时内发生急性心力衰竭的危险程度。

【 原因/表现 】

1. 急性心力衰竭目前是 65 岁以上老年人急诊就诊的首位原因。

2. 急性心力衰竭发作时患者感觉胸闷、憋喘、呼吸困难,出现心率波动、血氧饱和度降低、尿量减少等。

3. 情绪异常包括躁动、兴奋、激动、过度应激、谵妄、抑郁、冷漠、反应迟钝、嗜睡、昏睡、昏迷、恐惧及濒死感等。

【 拓展 】

应用Super-score评分模型判断老年急性心力衰竭早发作

应用急性心力衰竭早期预警Super-score评分模型对有发生急性心力衰竭危险的患者进行监测，每小时评价一次，预测急性心力衰竭发作，可用于预测2~6小时内发生急性心力衰竭的危险程度。根据Super-score早期预警评分指导下急性心力衰竭的早期预防可能避免或延缓急性心力衰竭的发作，从而提高患者生存质量和预后。项目包括：血氧饱和度（SpO$_2$-S）；小时尿量（urine-U）；心率（pulse-P）；情绪变化（emotion-E）;呼吸频率（respiratory rate-R）五个指标。评价结果:0~1分为低危；2~3分为中危；4~5分为高危；6~10分为极高危。具体评价方法见下表。

急性心力衰竭早期预警Super-score评分模型

指标	范围	得分
氧饱和度	99%~100%	0
	95%~98%	1
	≤94%	2
小时尿量（ml/h）	>50	0
	30~50	1
	<30	2
心率（次/分）	<90	0
	90~140	1
	>140	2
情绪	0	0
	-/--	1
	+	2
呼吸频率（次/分）	<20	0
	20~30	1
	>30	2

注:（1）患者若未予以导尿，则其小时尿量可用两次排尿的平均值计算

（2）在情绪部分，+表示烦躁不安、兴奋、激动或过度应激，以及谵妄；0表示正常或药物镇静状态；-表示抑郁、冷漠、反应迟钝、嗜睡；--表示昏睡、昏迷

【护理措施】

1. 尽早给予持续标准化无创监测，包括经皮动脉血氧饱和度、血压、心率、心律、呼吸。

2. 每日评估慢性心力衰竭失代偿期常见症状及体征变化。

3. 每日监测出入量及体质量。

4. 密切监测 B 型脑利钠肽（BNP）、电解质及肾功能。

5. 对高危患者应用急性心力衰竭早期预警 Super-score 评分模型，每小时评价一次。

6. 对患者及家属进行药物治疗、活动与休息、容量与体质量管理等个性化指导，并评估依从性。

7. 准确规范记录患者病情变化、临床疗效、护理措施及需求，及时与医师沟通。

8. 急救药物及用物完好备用。

【评价】

1. 对有发生急性心力衰竭危险的患者进行 Super-score 评分监测，预测急性心力衰竭发作。

2. 根据 Super-score 早期预警评分指导下急性心力衰竭的早期预防可能避免或延缓急性心力衰竭的发作，从而提高患者生存质量和预后。

知识点链接

[1] 国家心血管病中心，中国医师协会心力衰竭专业委员会，北京护理学会. 成人急性心力衰竭护理实践指南 [J]. 中国护理管理，2016，16(9)：1179-1188.

[2] 中华医学会心血管病学分会心力衰竭学组，中国医师协会心力衰竭专业委员会，中华心血管病杂志编辑委员会. 中国心力衰竭诊断和治疗指南 2018[J]. 中华心血管病杂志，2018，46(10)：760-789.

四、老年急性心力衰竭患者的分级评估要点是什么?

【关键词】

急性心力衰竭;分型分级

【评估】

1.评估是否存在淤血的临床表现。

2.评估是否存在外周组织低灌注的临床表现。

【原因/表现】

急性心力衰竭的临床表现是以肺淤血、体循环淤血以及组织器官低灌注为特征的各种症状及体征。

1.病史、症状及体征:大多数患者既往有心血管疾病及心血管病危险因素。呼吸困难是最主要的表现,根据病情的严重程度表现为劳力性呼吸困难、夜间阵发性呼吸困难、端坐呼吸等。肺部干湿啰音、体循环淤血体征(颈静脉充盈、肝颈静脉回流征阳性、下肢和骶部水肿、肝肿大、腹腔积液)。

2.急性肺水肿:突发严重呼吸困难、端坐呼吸、烦躁不安,并有恐惧感,呼吸频率可达 30~50 次 / 分,咳嗽并咯出粉红色泡沫痰,心率快,心尖部常可闻及奔马律,两肺满布湿啰音和哮鸣音。

3.心源性休克:在血容量充足的情况下存在低血压(收缩压＜ 90mmHg),伴有组织低灌注的表现 [尿量＜ 0.5ml/(kg・h)、四肢湿冷、意识状态改变、血乳酸＞ 2mmol/L、代谢性酸中毒 pH 值＜ 7.35]。

4.根据是否存在淤血(分为"湿"和"干")和外周组织低灌注情况(分为"暖"和"冷")的临床表现,将急性心力衰竭患者分为 4 型:"干暖""干冷""湿暖"和"湿冷",其中"湿暖"型最常见,"湿冷"型为最危重状态。

【 拓展 】

老年急性心力衰竭患者的分级评估

依据患者血压水平、末梢循环状况、肺部听诊情况，进行急性心力衰竭临床程度床边分级，见下表。

急性心力衰竭临床程度分级

分级	血压	皮肤	肺部啰音
I	正常	干燥温暖	无
II	升高	潮湿温暖	有
III	降低	干燥寒冷	无或有
IV	降低	潮湿寒冷	有

急性心力衰竭的护理方案

根据急性心力衰竭临床分型确定护理方案，同时治疗心力衰竭病因，流程图如下：

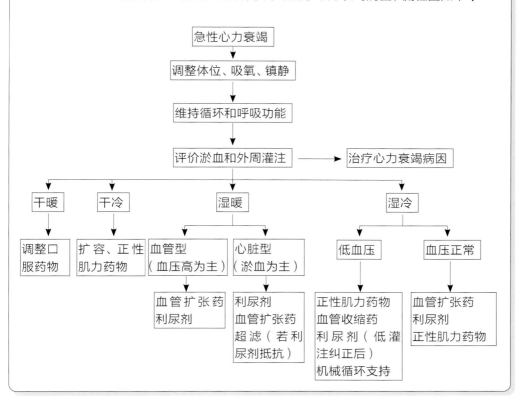

【护理措施】

1. 调整体位：静息时呼吸困难明显者，应取半卧位或端坐位，双腿下垂以减少回心血量，降低心脏前负荷。

2. 吸氧：无低氧血症的患者不应常规吸氧。当 $SpO_2 < 90\%$ 或 $PaO_2 < 60mmHg$ 时应给予氧疗，使患者 $SpO_2 \geqslant 95\%$（伴 COPD 者 $SpO_2 > 90\%$）。方式：①鼻导管吸氧：低氧流量（1~2L/min）开始，若无 CO_2 潴留，可采用高流量给氧（6~8L/min）；②面罩吸氧：适用于伴呼吸性碱中毒的患者。

3. 镇静：协助医生给予阿片类药物，密切观察疗效和呼吸抑制的不良反应。

4. 用药护理：开放静脉通路，遵医嘱根据急性心力衰竭临床分型给予利尿剂、扩血管剂、正性肌力药物等，给予扩容抗休克治疗，观察药物疗效及不良反应。

5. 密切观察病情变化：呼吸节律和频率、心率、心律、血压、血氧饱和度、意识、皮肤颜色和温度、尿量、血气分析结果等。

【评价】

1. 反应良好的指标：①主观症状改善；②静息心率 < 100 次/分；③无直立性低血压；④尿量增加；⑤不吸氧时血氧饱和度 > 95%；⑥肾功能无中度以上恶化。

2. 转诊至重症监护病房的指标：①呼吸频率 > 25 次/分；②血氧饱和度 < 90%；③呼吸费力，需要机械通气；④收缩压 < 90mmHg；⑤有插管指征或器官低灌注体征。

五、老年急性卒中患者溶栓治疗前两小时的护理要点是什么？

【关键词】

急性卒中；溶栓治疗

【 评估 】

1. 使用"FAST"或"120"原则迅速识别脑卒中。

（1）"FAST"：F-Face，您（他）是否能够微笑？ A-Arm，您（他）能顺利举起双手吗？是否感觉一只手没有力气或根本无法抬起？ S-Speech，您（他）能流利对答吗？是否说话困难或言语含糊不清？ T-Time，如果上述四项有一项存在，请您立即拨打电话120。

（2）"120"：1看——一张脸不对称，口角歪斜；2查——两只胳膊平行举起，单侧无力；0（聆听）听语言——表达不清、表达困难。

2. 判断脑卒中是否急性发作，迅速评估患者症状开始时间、患者年龄和简要病史。

3. 简单、快速评估患者呼吸、血氧饱和度、血压、意识、瞳孔、语言、肌力、血糖等情况。

4. 评估距离最近的脑卒中治疗医院或卒中中心。

【 拓展 】

DNT时间（door to needle time）

DNT时间指患者入院至溶栓剂进入血管的时间。目前多国指南倡导从急诊就诊至开始溶栓应争取在60分钟内完成，有条件应尽量缩短入院至溶栓治疗的时间。中国指南建议按诊疗流程对疑似脑卒中患者进行快速诊断，尽可能在到达急诊室后60分钟内完成脑CT等基本评估并开始治疗，有条件应尽量缩短DNT时间。

【 原因/表现 】

急性缺血的脑组织分为三个区域：核心坏死区、环绕核心周边的缺血坏死危险组织（即经典半暗带），以及外周低灌注区。对急性缺血性卒中而言，缺血半暗带是临床治疗的靶点，这部分濒临死亡的脑组织如果得到及时救治，恢复血液灌注即可康复；如果较长时间得不到血液灌注就会发生坏死，导致脑梗死。因此要挽救这部分组织，应在一定时间内进行，即治疗时间窗。

相关指南推荐溶栓治疗时间窗为 3~4.5 小时，但由于每位患者侧支循环水平、脑血管代偿能力以及脑组织代谢水平不同，导致个体治疗时间窗有差异。在治疗缺血半暗带的同时还面临缺血区再灌注损伤、大量出血的风险，严重可导致患者死亡，因此溶栓时需严格把控相关指征。

【护理措施】

1. 改良早期预警评分 > 5 分，格拉斯哥昏迷评分 ≤ 8 分，昏迷或生命体征不平稳者，在有效开放气道（可使用口咽通气道）的基础上，立即给氧，维持血氧饱和度 >94%。

2. 予心电监护，密切观察患者呼吸、血压和血氧饱和度。

3. 开放静脉通路。

4. 协助医生完善溶栓前的评估及辅助检查。

5. 遵医嘱快速完成血标本、体液标本的采集及安排急诊头颅 CT 或 MRI 检查等。

6. 必要时协助患者转运，开通卒中绿色通道。

7. 准备溶栓所需药物。

8. 在病情许可的情况下应延迟安置鼻饲管、导尿管及动脉内侧压管。

9. 心理护理。

【评价】

1. 能快速、准确识别脑卒中。

2. 患者呼吸、血压、血氧饱和度及神经功能评估准确。

3. 患者在溶栓时间窗内溶栓。

知识点链接

[1] 国家卫生计生委脑卒中防治工程委员会. 中国脑卒中护理指导规范 [Z]. 2016.

[2] 中华医学会神经病学分会. 中国缺血性脑卒中诊治指南 2018[J]. 中华神经科杂志，2018,51(9)：666-682.

[3] 章惠如，王建伟，郭佩宣. 从护理角度解读《中国急性缺血性脑卒中诊治指南2014》[J]. 护理与康复,2016,15(8)：762-764.

六、老年人发生心理应激性溃疡的处理要点是什么？

【 关键词 】

　　心理应激性溃疡

【 评估 】

　　1. 评估患者有无急性出血、穿孔、休克等症状，必要时行急诊胃镜检查。

　　2. 评估实验室检查指标，如粪便隐血试验、红细胞和血红蛋白计数等。

　　3. 评估老年患者的心理状态，使用孤独感自评量表（UCLA）及老年抑郁量表进行筛查。

【 护理措施 】

　　1. 病情观察：针对老年人多病共存，无法用行为表现不适，常呈暴发的疾病特点，积极听取患者主诉，严密观察患者意识及生命体征变化，准确记录出入量，大便颜色、性状和次数。

　　2. 出血护理

　　（1）急救护理：①发生出血时停用抗凝和活血化瘀药物。②对于呕血者协助患者侧卧，及时清理口腔内积血，保持呼吸道通畅，防止窒息和误吸发生；保持两条静脉通道通畅，一条通路输注止血药物，另一条通路补液或输血，输血时严格核对，密切观察输血反应；合并冠心病、出血导致心绞痛发生的患者，给予氧气吸入。③遵医嘱口服止血药物，去甲肾上腺素 8~16mg + 生理盐水 100ml，冰至 4℃ 口服，每隔 1~2 小时一次，每次 10~20ml；出血停止后可改为 4~6 小时一次。④必要时纤维胃镜直视下止血，给药过程中准确记录。

（2）饮食护理：首先进食流质食物，根据患者的实际情况，再逐步过渡为半流质食物，最后到普通食物。

（3）心理护理：老年人会面对各种突发状况，如：配偶受伤（骨折）、疾病（卒中）、死亡。对子女不在身边的老年人或孤独老人，除了医护人员关心外，希望医务社工介入，帮助老年人解决具体困难（照护问题），和老年人一起渡过难关，促进身心康复。

【 拓展 】

心理应激性溃疡诱发消化道出血早期营养理念

对出现消化道黏膜病变的高危患者，既往有消化性黏膜损害病史或出血风险的重症感染患者，推荐预防使用质子泵抑制剂（PPI）及H2受体抑制剂（H2RA）。无禁忌证时，推荐胃肠道营养支持。

有研究报道，肠内营养能有效治疗应激性溃疡（SU）及降低并发症的发生率。其机制可能是早期进食可以中和应激状态下分泌的过多胃酸，降低过多胃酸对胃黏膜的侵蚀。

早期胃肠内营养干预方法中，由于采用的是常规的流质食物，而这些食物在进入胃肠道吸收后，减少了低血糖的发生率，同时保证了胃内一定的充盈度，避免了胃酸对胃肠黏膜的损害。根据患者的实际情况，逐步过渡饮食，营养物质的吸收符合人体正常的生理需求，保证了各项生理功能的恢复，使得胃肠道受到抑制的功能快速恢复。

因此，早期进食符合机体正常生理需要，可改善胃肠黏膜的血液循环。有效保护肠道黏膜免疫屏障功能，维护肠道功能，促进肠道积血排出，对于调整肠道微生态环境的平衡，减少产氨有积极的促进作用。

【评价】

　　1. 患者心理状态稳定。

　　2. 患者呕吐症状改善或停止；排便次数减少，颜色恢复正常。

知识点链接

中国医师协会急诊医师分会 . 中国急性胃黏膜病变急诊专家共识 [J]. 中国急救医学，2015,35(9)：769-775.

七、如何发现老年人发生血运性肠梗阻的特异性体征?

【关键词】

　　血运性肠梗阻

【评估】

　　1. 评估患者腹痛程度、性质、部位，是否伴随恶心、呕吐等症状。

　　2. 评估患者有无肠梗阻症状，是否有腹胀、停止排便排气等表现。

　　3. 评估患者有无急性肠系膜缺血发病相关的危险因素，如高龄、心血管疾病、糖尿病、外科手术等。

　　4. 评估患者的生命体征，是否有休克先兆。

【拓展】

急性肠系膜缺血（acute mesenteric ischaemia，AMI）

急性肠系膜缺血是一种少见的急腹症，会引起肠系膜血管梗死、肠坏死、全身炎症反应甚至死亡。AMI的发病率与年龄成指数增长，性别无差异，早期干预能阻止、逆转病理过程而完全恢复健康，但往往在肠坏死发生前无法意识到此病，肠坏死是引起高死亡率的主因。对存在本病发病基础（心房颤动、动脉硬化症、冠心病、风湿性心脏病、感染性心内膜炎等）的老年人，突发剧烈腹痛伴恶心、呕吐，严重症状与轻微的体征不符，应高度怀疑本病，迅速进行双期多层螺旋计算机断层扫描（MDCT）进行确诊。MDCT已取代经皮血管造影成为诊断AMI的首选影像学方法，并且可以排除其他的急腹症病因。病情进展迅速者，也可直接进行剖腹探查明确诊断。快速诊断，在症状发作12小时内实施手术，病死率最低。

【护理措施】

1. 密切观察患者的腹痛程度、性质、部位，有无腹胀、停止排便排气等肠梗阻症状，判断严重程度与体征是否相符；予以心电监测，观察患者生命体征变化，及时发现中毒性休克先兆。

2. 增加患者供氧，迅速评估患者血容量，病情允许应快速补液。补液选用晶体液，避免用羟乙基淀粉；早期应用广谱抗生素，尽可能避免使用血管活性药物。

3. 患者发生肠系膜动脉栓塞、肠系膜动脉血栓形成，需早期性血管介入治疗；AMI患者继发腹膜炎，应立即行手术治疗，及早完善术前准备。

4. 积极改善患者的心血管状况，治疗原发病，通过监测尿量、中心静脉压来观察补液程度，纠正酸碱失衡，维持水电解质平衡，防治急性肾功能衰竭。

5. 肠系膜动脉血栓形成的患者合并冠状动脉血栓形成，需长期给予抗凝、抗血小板和他汀类药物治疗。

6. 痊愈后的AMI患者需改变生活方式，降低血管性疾病的发生率，积极治疗糖尿病和高血压。

【评价】

　　患者腹痛是否好转，生命体征是否平稳。

知识点链接

戴晶，金红旭. 2016 年欧洲创伤与急诊外科协会急性肠系膜缺血指南解读 [J]. 中华急诊医学杂志,2017,26(2)：141-145.

八、老年阻塞型睡眠呼吸暂停低通气综合征的防治策略包括哪些?

【关键词】

　　阻塞型睡眠呼吸暂停低通气综合征（obstructive sleep apnea hyponea syndrome，OSAHS）；防治策略

【评估】

　　1. 肥胖程度：体质量超过标准体质量的 20% 或以上，即体质量指数 $\geqslant$ 28kg/m^2 易发生 OSAHS。

　　2. 年龄 / 性别：成年后随年龄增长，患病率增加；女性绝经前发病率显著低于男性，女性绝经期后患病者增多。

　　3. 上气道解剖异常：包括鼻腔阻塞（鼻中隔偏曲、鼻甲肥大、鼻息肉及鼻部肿瘤等）、Ⅱ度以上扁桃体肥大、软腭松弛、悬雍垂过长或过粗等。

　　4. 家族史：具有 OSAHS 家族史。

　　5. 烟酒史：长期大量吸烟、饮酒可加重 OSAHS。

　　6. 服药史：老年患者特别需要了解既往药物使用情况，如：服用镇静、催眠或肌肉松弛类药物等。

　　7. 其他相关疾病：包括甲状腺功能低下、肢端肥大症、心功能不全、脑卒中、胃食管反流及神经肌肉疾病等。

【 原因/表现 】

    阻塞性睡眠呼吸暂停（obstructive sleep apnea，OSA），又称阻塞性睡眠呼吸暂停低通气综合征，在老年人群中多见，临床上可表现为夜间睡眠过程中打鼾且鼾声不规律，呼吸及睡眠节律紊乱，反复出现呼吸暂停及觉醒，或患者自觉憋气，夜尿增多，晨起头痛，口干，白天嗜睡明显，记忆力下降，严重者可出现心理、智力、行为异常；并可能合并高血压、冠心病、心律失常（特别是以慢 – 快心律失常为主）、心力衰竭、慢性肺源性心脏病、卒中、2 型糖尿病及胰岛素抵抗、肾功能损害以及非酒精性肝损害等，并可有进行性体质量增加。有效的防治 OSAHS 可以解除睡眠呼吸暂停，纠正睡眠期低氧，改善睡眠结构，提高睡眠质量和生命质量，降低相关合并症的发生率和病死率。

【 拓展 】

便携式睡眠监测(PM)应用指征

1. 经全面、综合的临床睡眠评估，疑有阻塞性睡眠呼吸暂停，在全面评估基础上便携式睡眠监测可代替多导睡眠仪(PSG)用于高度疑为中、重度OSA患者的诊断，但必须在具有相应资质的医务人员指导下进行。

2. 经口腔矫治器、上气道手术和减重治疗的OSA患者，可使用PM监测治疗后反应。

3. 标准PSG确诊的OSA患者，若未治疗而打鼾、呼吸暂停或白天嗜睡症状加重，也可以考虑应用便携式睡眠监测复查。

【 护理措施 】

    1. 控制体重：目前认为超重和肥胖是 OSAHS 的独立危险因素，所以应有效控制体重和减肥，包括饮食控制、加强锻炼；戒酒、戒烟。

    2. 药物指导：慎用镇静催眠药物及其他可引起或加重 OSAHS 的药物。

    3. 侧卧位睡眠：体位性 OSA 患者首先使用此体位疗法。

    4. 无创气道正压通气治疗：是成人 OSAHS 患者的首选和初始治疗手段。

5. 健康教育：使患者了解疾病的发病机制和危害，增强战胜疾病的信心，指导有条件的患者学会使用并坚持呼吸机治疗。

6. 随访评估：依从性是保证无创正压通气治疗效果的关键因素，规律的随访评估可以提高患者治疗的依从性。

7. 病因治疗：纠正引起 OSA 或使之加重的基础，如应用甲状腺素治疗甲状腺功能减低等。

知识点链接

[1] 中华医学会. 成人阻塞性睡眠呼吸暂停基层诊疗指南(实践版, 2018)[J]. 中华全科医师杂志, 2019,18(1)：30-35.

[2] 中华医学会. 成人阻塞性睡眠呼吸暂停基层诊疗指南(2018 年). 中华全科医师杂志, 2019,19(7)：21-29.

[3] 何权瀛，王莞尔. 阻塞性睡眠呼吸暂停低通气综合征诊治指南(基层版). 中华全科医师杂志, 2015,14(7)：509-515.

九、老年透析患者容量管理的实施要点有哪些?

【 关键词 】

老年透析患者；容量管理

【 评估 】

1. 评估患者的容量状况：临床上常通过体格检查、实验室和影像学检查等综合判断，有条件或必要时可进行生物电阻抗分析等人体成分的检测。

（1）体格检查：是临床上重要、简单、实用的评估腹膜透析患者是否存在容量超负荷的方法，需要动态观察和实时记录。每天测量体重、血压及水肿情况：①体重：通过确立患者的目标体重评估其体内容量变化；②血压：是反映临床体内容量负荷状况的重要指标；③水肿：检查全身是否存在水肿。定期进行心、肺查体，来判断是否存在充血性心力衰竭。

（2）影像学检查：用于客观判断患者容量状况，如胸部 X 线、心脏彩超等。

（3）人体成分分析：如生物电阻抗分析等技术可以通过检测人体成分来判断体内的容量状况。

（4）生物学标志物：有研究表明血 N 端脑钠肽（NT–proBNP）水平与容量负荷呈正相关，能反映机体的容量负荷状态，可作为评价腹膜透析患者心功能和容量负荷的生物学指标之一。

2.评估患者水、钠控制情况：仔细询问患者饮食情况，患者常忽略富含水分的主食（如稀粥、馄饨等）、蔬菜（如汤）、水果中的水分；尿毒症患者的味蕾常较正常人迟钝，因此钠的摄入应定量而不是依据患者味觉的主观判断，综合判断患者的水钠摄入情况。

3.其他：评估患者意识、生理心理功能、社会支持情况等。

【 原因/表现 】

老年透析患者存在生理功能明显下降、社会重视程度不够、并发症和合并症多等多方面的特殊因素，这大大增加了老年患者透析并发症的发生率。容量超负荷在腹膜透析患者中普遍存在，临床上透析患者的水钠潴留常比较隐匿，而老年患者因为本身生理功能的原因，透析时则更容易出现容量超负荷的情况，这加大了老年患者透析的风险。因此，老年透析患者的容量管理显得尤为重要。

【 护理措施 】

1.强化患者教育：让患者充分了解控制液体和盐摄入的重要性，并积极配合，是保证容量平衡的重要因素。教会患者掌握日常观察容量是否平衡的方法，如测体重、记超滤量、测血压等。根据不同的阶段和病情，教会患者饮食成分和水钠摄入的计量方法。

2. 加强液体管理：

（1）合理的水分和钠的摄入：水分的摄入主要以维持目标体重为基础，通过尿量和腹膜透析超滤量的总和减去不显性失水来估计。限制液体的摄入包括水分，还包括富含水分的食物、水果等。由于钠摄入量直接影响患者容量负荷，限制钠的摄入至关重要，无高血压者食盐量＜6g/d，合并高血压者＜3g/d。

（2）定期检测和评估患者的容量状况：医护人员应每1~3个月对规律透析的患者进行容量评估和检测，患者出现容量过多时，首先应注意液体和盐摄入是否过多。可通过临床表现（如水肿、高血压、超滤量、尿量）及影像学检查（胸片及心脏彩超）等评估容量状况。

3. 强化透析中心的管理：建立严格的随访、监测体系，对透析患者定期进行容量状况评估，及时调整透析处方和治疗方案，使透析患者维持目标体重、正常血压和容量平衡状态。

【拓展】

干体重的定义和标准

1. 干体重的定义：干体重是指临床上因透析超滤能够达到最大限度的体液减少、且不发生低血压时的体重，即采用血液透析缓慢超滤至出现低血压时的体重。

2. 干体重的标准：①透析过程中无明显的低血压；②透析前血压得到有效控制；③临床无浮肿表现；④胸部X线无肺淤血征象；⑤心胸比值：男性<50%，女性<53%；⑥有条件者也可以应用生物电阻抗法进行评估。

知识点链接

[1] 中华医学会肾脏病学分会. 腹膜透析标准操作规程 [M]. 北京：人民军医出版社,2010.

[2] 中国医师协会肾脏病医师分会血液透析充分性协作组. 中国血液透析充分性临床实践指南 [J]. 中华医学杂志, 2015,95(34)：2748-2753.

十、如何做好老年人无症状低血糖的识别及防护措施？

【关键词】

　　无症状低血糖；识别与防护措施

【评估】

　　1. 评估患者的生理功能、认知情况及抑郁状态等。

　　2. 评估患者的既往病史、用药史及有无相关合并症等。

　　3. 评估患者既往血糖控制情况及是否知晓低血糖的相关知识。

【原因/表现】

　　因为年龄的原因，老年糖尿病患者发生低血糖的风险增加，加之感知低血糖的能力和低血糖后的自我调节和应对能力减弱，更容易发生无症状低血糖、夜间低血糖和严重低血糖，出现临床不良后果，如诱发心脑血管事件、加重认知障碍甚至死亡。伴有认知功能障碍、自主神经病变、服用 β 受体阻滞剂，或有反复低血糖发作史的患者尤其需要警惕严重低血糖的发生，应适当放宽血糖的控制目标，尽量选用低血糖风险低的降糖药物，并严密监测血糖变化。

【拓展】

老年患者血糖控制标准

1. HbA1c≤7.0%：相应FPG 4.4~7.0mmol/L和2hPG<10.0mmol/L。适用于新诊断、病程<10年、胰岛 β 细胞功能尚存、预期生存期>10年、低血糖风险低，应用非胰岛素促泌剂类降糖药物治疗为主、自理能力好或有良好辅助生活条件的老年糖尿病患者。

2. HbA1c>7.0%~8.0%：相应FPG<7.5mmol/L和2hPG<11.1mmol/L。适用于预期生存期>5年、中等程度并发症及伴发疾病，有低血糖风险，应用胰岛素促泌剂类降糖药物或以多次胰岛素注射治疗为主、自我管理能力欠佳的老年糖尿病患者。

3. HbA1c>8.0%~8.5%：相应FPG<8.5mmol/L和2hPG<13.9mmol/L。适用于血糖控制有难度的糖尿病患者，需避免高血糖所造成的直接损害。

【 护理措施 】

1.低血糖的预防：根据年龄、病程、综合评估结果、合并症等制订个体化的老年糖尿病患者的血糖控制目标。糖尿病病程 >15 年，有无感知低血糖病史，有严重伴发病如肝肾功能不全或全天血糖波动较大并反复出现低血糖症状的患者，很难设定其 HbA1c 的靶目标，最重要的是避免低血糖的发生，HbA1c 控制在 7%~9% 是可以接受的。

2.合理的饮食：老年糖尿病患者的饮食管理应当保证所需热量供给、合理调配饮食结构（适当定量限制碳水化合物类食物，其供能应占 50%~60%，包括 10% 的蔬果类，多进食能量密度高且富含膳食纤维、升血糖指数低的食物）和进餐模式（少吃多餐、慢吃、先汤菜后主食）。

3.安全有效的运动：老年患者的运动管理更需要个体化，正常体能者、老龄体弱者、肢体残障者、智能障碍者分别选择能进行、容易坚持的全身或肢体运动方式。运动前需进行运动安全性评估。

4.连续血糖监测：加强自我血糖监测（SMBG）或持续血糖监测，严格的血糖监测记录，可帮助发现和识别无症状低血糖。

5.低血糖的处理：如果患者意识清醒，可以吞咽，推荐在可能情况下进食碳水化合物，如不能安全进食，必须胃肠道外给糖或药纠正低血糖。大多数无症状性低血糖（由自测血糖或持续血糖监测发现）可由患者自行治疗，口服 15~20g 葡萄糖，最理想的是给予葡萄糖片，其次如含糖果汁、软饮料、牛奶、糖果、其他点心或进餐，临床症状一般在 5~20 分钟内缓解。

6.患者的管理和教育：帮助其正确认识和识别低血糖发作之前的症状和体征，增强低血糖识别的能力；与患者及家属和联系，跟踪和监测治疗情况，做好随访。

知识点链接

[1] 中国老年医学学会老年内分泌代谢分会. 中国老年 2 型糖尿病诊疗措施专家共识（2018 年版）[J]. 中华内科杂志,2018, 57(9)：626-641.

[2] 中华医学会糖尿病学分会. 中国 2 型糖尿病防治指南（2017 年版）[J]. 中华糖尿病杂志,2018,10(1)：4-67.

[3] 中国医学会内分泌学分会. 中国糖尿病患者低血糖管理的专家共识 [J]. 中华内分泌代谢杂志,2012，28(8)：619-623.

十一、老年脓毒症和感染性休克患者行液体治疗时的观察重点是什么？

【关键词】

　　老年脓毒症；感染性休克；液体治疗

【原因】

　　1. 老年脓毒症和感染性休克是严重疾病状态，可迅速发展为多器官功能障碍和衰竭，死亡率随累及的器官增多而增高。

　　2. 感染性休克和由其引起的酸中毒是脓毒症发展为多器官功能障碍和衰竭的关键环节，及时纠正感染性休克与酸中毒至关重要。

【护理措施】

　　1. 在液体复苏过程中，应严密观察患者尿量、心律、血压、CVP 等指标，目标是在最初 6 小时内达到：① CVP 8~12cmH$_2$O；②收缩压＞ 90mmHg；③平均动脉压（MAP）≥ 65mmHg；④尿量≥ 0.5ml/（kg·h）；⑤中心静脉血氧饱和度或混合静脉血氧饱和度≥ 70%。记录每小时尿量和 24 小时液体出入量。

　　2. 保持呼吸道通畅，合理氧疗，需要时配合医生建立人工气道进行机械通气支持。

　　3. 监测体温变化，对高热患者进行物理降温，对体温不升者加强保暖。

4.1 天以后，根据需要最少量输液。应用利尿剂时做好疗效观察和记录，行 CRRT 治疗时做好常规监测及常见并发症的观察和处理。

【拓展】

序贯器官衰竭评分系统（SOFA）

器官和系统	指标	0分	1分	2分	3分	4分
呼吸系统	氧合指数	≥400	＜400	＜300	＜200，呼吸支持	＜100，呼吸支持
凝血系统	血小板计数（×10⁹/L）	≥150	＜150	＜100	＜50	＜20
肝脏	胆红素（μmol/L）	＜20	20~＜33	33~＜102	102~＜204	≥204
循环系统		平均动脉压 ≥70mmHg	平均动脉压 ＜70mmHg	多巴胺＜5.0或多巴酚丁胺（任何剂量）*	多巴胺5.0~15.0或肾上腺素≤0.1或去甲肾上腺素≤0.1*	多巴胺＞15.0或肾上腺素＞0.1或去甲肾上腺素＞0.1*
中枢神经系统	Glasgow评分	15	13~＜15	10~＜13	6~＜10	＜6
肾脏	肌酐（μmol/L）尿量（ml/d）	＜110	110~＜171	171~＜300	300~＜440 ＜500	≥440 ＜200

注：* 儿茶酚胺类药物剂量单位为 μg/（kg·min），至少 1 小时；1mmHg=0.133kPa

SOFA比全身炎症反应诊断脓毒症更能反映预后，根据SOFA≥2分诊断为脓毒症。在脓毒症的基础上，进行充分液体复苏后，需使用血管升压药才能使MAP维持在65mmHg以上，且血乳酸水平＞2mmol/L，则诊断为脓毒症休克。

知识点链接

[1] 程宁宁，樊尚荣 . "2016 年脓毒症和感染性休克处理国际指南"解读 [J/CD]. 中华产科急救电子杂志,2017,6(3)：180-187.

[2] 张波，桂莉 . 急危重症护理学 [M]. 4 版 . 北京：人民卫生出版社,2017.

十二、老年患者术后谵妄的筛查方法有哪些？

【关键词】

老年术后谵妄；筛查方法

【评估】

1. 全球使用最广泛公认的谵妄筛查工具为意识模糊评估量表（CAM）。

意识模糊评估量表

特征	表现	阳性标准
1.急性发病和病情波动性变化	(1) 与患者基础水平相比，是否有证据表明存在精神状态的急性变化 (2) 在一天中，患者的（异常）行为是否存在波动性（症状时有时无或时轻时重）	(1)或(2)任何问题答案为"是"
2. 注意力不集中	患者的注意力是否难以集中，如注意力容易被分散或不能跟上正在谈论的话题	是
3. 思维混乱	患者的思维是否混乱或者不连贯，如谈话主题分散或与谈话内容无关，思维不清晰或不合逻辑，或毫无征兆地从一个话题突然转到另一个话题	是
4. 意识水平的改变	患者当前的意识水平是否存在异常，如过度警觉（对环境刺激过度敏感，易惊吓）、嗜睡（瞌睡，易叫醒）或昏睡（不易叫醒）	存在任一异常

注：谵妄诊断为特征 1 加 2 和特征 3 或 4 阳性 =CAM 阳性

2.其他常用的谵妄筛查工具：3分钟谵妄诊断量表（3D-CAM）、记忆谵妄评估量表（MDAS）、护理谵妄筛查量表（Nu-DESC）和重症监护谵妄筛查量表（ICDSC）。

【原因】

1.易患因素：高龄、认知功能障碍、合并多种内科疾病、视力障碍、听力障碍、酗酒。

2.诱发因素：疼痛、抑郁、贫血、合并感染、营养不良、活动受限、低氧血症、脱水和电解质紊乱、酸碱失衡、尿潴留和便秘、睡眠剥夺、药物。

【拓展】

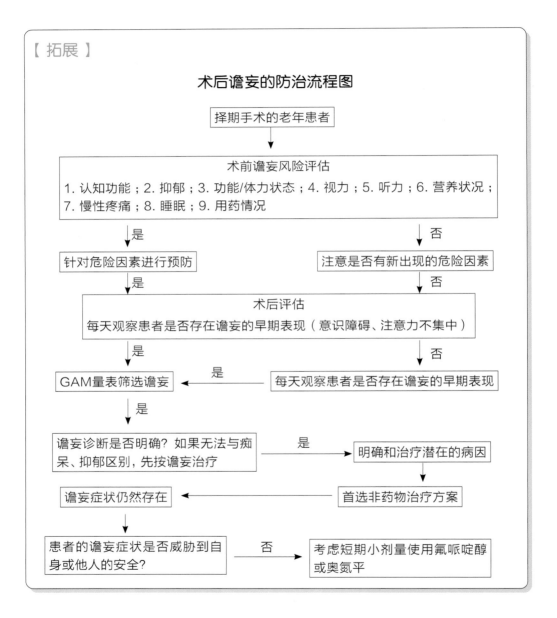

术后谵妄的防治流程图

择期手术的老年患者

↓

术前谵妄风险评估

1. 认知功能；2. 抑郁；3. 功能/体力状态；4. 视力；5. 听力；6. 营养状况；
7. 慢性疼痛；8. 睡眠；9. 用药情况

是 ↓   否 ↓

针对危险因素进行预防   注意是否有新出现的危险因素

是 ↓   否 ↓

术后评估

每天观察患者是否存在谵妄的早期表现（意识障碍、注意力不集中）

是 ↓   否 ↓

GAM量表筛选谵妄 ← 是 — 每天观察患者是否存在谵妄的早期表现

是 ↓

谵妄诊断是否明确？如果无法与痴呆、抑郁区别，先按谵妄治疗 — 是 → 明确和治疗潜在的病因

↓

谵妄症状仍然存在 ← 首选非药物治疗方案

↓

患者的谵妄症状是否威胁到自身或他人的安全？ — 否 → 考虑短期小剂量使用氟哌啶醇或奥氮平

知识点链接

中华医学会老年医学分会. 老年患者术后谵妄防治中国专家共识 [J]. 中华老年医学杂志,2016,35(12)：1257-1262.

一、如何通过盆底肌综合康复提高老年女性压力性尿失禁患者的控尿能力？

【关键词】

　　盆底肌综合康复；老年女性；压力性尿失禁；控尿能力

【评估】

　　1.临床症状主观分度：

　　轻度尿失禁：在打喷嚏、咳嗽等腹压增高时出现尿失禁，不需要使用尿垫。

　　中度尿失禁：在行走等日常活动时出现尿失禁，需要使用尿垫。

　　重度尿失禁：轻微活动、平卧体位改变时发生尿失禁。

　　2.客观检查：采用尿垫试验，推荐 1 小时尿垫试验。试验时膀胱要充盈，持续 1 小时，从试验开始患者不再排尿。预先放置经称重的尿垫（如卫生巾）。试验开始 15 分钟内患者喝 500ml 白开水；之后的 30 分钟，患者行走，上下 1 层楼的台阶。最后 15 分钟，患者坐立 10 次，用力咳嗽 10 次，原地跑步 1 分钟，拾起地面物体 5 次，再用自来水洗手 1 分钟。试验结束时，称重尿垫，要求患者排尿并测量尿量。漏尿量 ≥ 2g 为阳性。轻度：2g ≤漏尿量 <5g；中度：5g ≤漏尿量 <10g；重度：10g ≤漏尿量 <50g；极重度：漏尿量 ≥ 50g。

　　3.一般的体格检查、妇科检查、血常规、尿常规。

　　4.国际尿失禁专家咨询委员会问卷–尿失禁简版问卷（ICIQ–UI short form）及焦虑自评量表、老年抑郁量表。

【 拓展 】

老年压力性尿失禁

分娩是尿失禁发病的危险因素，一方面妊娠使盆底肌肉的承载力加重，另一方面生产可能造成会阴部神经和肌肉的撕裂，这会对盆底肌肉和神经造成不可恢复的损伤，影响尿道横纹肌的收缩功能。随着年龄增长，盆底周围肌肉萎缩，功能逐渐衰退，导致膀胱和尿道压力受影响，尿道萎缩导致尿道闭合压降低。此外，绝经带来的激素水平紊乱致使胶原纤维下降，对盆底肌肉的支撑作用减弱。体重指数过高者，过多的脂肪会给盆底肌肉神经组织造成挤压，长期或造成盆底肌肉功能下降，出现漏尿，其漏尿风险是正常人的4.26倍。老年尿失禁患者患抑郁症的风险是排尿功能正常老年人的2~3倍，由于漏尿产生的自卑感会使患者抑郁，进而加重症状，导致恶性循环。病程越长，漏尿造成的影响就越严重。老年压力性尿失禁手术治疗会增加侵入性操作的风险，且存在复发的可能。保守治疗成为压力性尿失禁的首要选择，强调盆底肌肉锻炼（pelvic floor muscle training，PFMT），生物反馈电刺激联合PFMT，借助于声音和信号来表达盆底肌肉收缩和舒张状态，借助电流帮助逼尿肌被动缩紧，这种方法被证实对改善盆底肌肉功能有较好的效果。

【 护理措施 】

1. 盆底肌肉锻炼：又称为 Kegal 运动。持续收缩盆底肌（即缩肛运动）不少于 3 秒，松弛休息 2~6 秒，连续做 15~30 分钟，每天重复 3 遍；或每天做 150~200 次缩肛运动。持续 3 个月或更长时间。应在训练 3 个月后门诊随访，进行主客观治疗效果的评价。

2. 盆底肌肉电刺激：盆底电刺激通过增强盆底肌肉的力量，提高尿道闭合压来改善控尿能力，但不作为治疗压力性尿失禁的常规方法。对于不能主动收缩盆底肌的患者可采用生物反馈和盆底电刺激的方法，可联合 PFMT 应用。

3. 盆底生物反馈治疗：生物反馈治疗通过肌电图、压力曲线或其他形式把肌肉活动的信息转化成听觉和视觉信号反馈给患者，指导患者进行正确的、自主的盆底肌肉训练，并形成条件反射。它能有效地控制不良的盆底肌肉收缩，并对这种收缩活动进行改进和纠正。

4.药物治疗：①选择性 α_1 肾上腺素受体激动剂：盐酸米多君等。禁忌证：严重器质性心脏病、急性肾脏疾病、嗜铬细胞瘤或甲状腺功能亢进的患者。持续性卧位高血压患者和过高的卧位高血压患者不应使用本品。②阴道局部雌激素治疗：对绝经后妇女，阴道局部雌激素治疗可以缓解部分绝经后压力性尿失禁及下尿路症状。药物治疗可减少患者的漏尿次数，改善生活质量。

【 评价 】

1.尿失禁临床症状主观分度减轻。

2.尿失禁客观检查程度减轻。

3.患者日常生活能力改善。

知识点链接

[1] 中华医学会妇产科学分会妇科盆底学组.女性压力性尿失禁诊断和治疗指南(2017)[J].中华妇产科杂志,2017,52(5)：289-293.

[2] 王陶然，周新，李晓燕，等.盆底综合康复治疗对老年女性尿失禁的相关研究[J].中华保健医学杂志,2017,19(4)：298-300.

二、如何识别和应对老年颈脊髓损伤患者自主神经过反射的诱发因素？

【 关键词 】

老年颈脊髓损伤；自主神经过反射；诱发因素

【 评估 】

1.泌尿生殖系统问诊和检查：膀胱是否充盈；有无肾或膀胱结石；有无尿路感染、尿道或阴道膨胀；有无睾丸 – 附睾炎。

2.消化系统问诊和检查：是否有直肠粪便充盈和肠管扩张；是否使用灌肠剂；有无肛裂、肛瘘；是否手指刺激直肠或排便；是否急腹症发作，如胆囊炎、胃穿孔、阑尾炎等。

3. 其他问诊和检查：衣服或护具是否过紧；指甲有无嵌甲；皮肤有无损伤；是否有异位骨化、深静脉血栓、骨折；有无功能电刺激治疗；是否有膀胱镜检查、尿动力学检查、手术、麻醉诱导因素等。

【 拓展 】

自主神经过反射

自主神经过反射常发生于T6和T6以上的脊髓损伤，是对损伤平面以下有害或无害刺激的反应，可出现一系列症状和（或）体征，如收缩压升高（较基础血压升高大于20mmHg），可出现头痛、损伤平面以上潮红、竖毛、鼻塞和出汗，损伤平面以下血管收缩，以及心律失常。尿动力学检查有助于发现自主神经过反射。自主神经过反射最常见于膀胱膨胀，当膀胱膨胀诱发逼尿肌无抑制收缩时，引起血压明显升高和其他自主神经过反射症状。但是，T6及以上男性脊髓损伤患者中43%的患者在排尿时可能发生"无症状性反射异常"（血压升高而没有任何症状），尿动力学检查时同步监测血压才能发现。

【 护理措施 】

1. 帮助患者取坐位，松开较紧的衣服或护具。

2. 监测患者血压和脉搏。

3. 紧急寻找诱发因素，如为膀胱充盈刺激所致，应尽快排空膀胱；插尿管之前，在尿道中注入 2% 利多卡因凝胶并等待 2 分钟；如粪便嵌塞刺激所致，收缩压低于 150mmHg，用局部麻醉药，如 2% 利多卡因凝胶注入直肠，等待 2 分钟，检查直肠并清除粪便；如果收缩压高于 150mmHg，在检查直肠有无粪便前应用降压药物。

4. 如果收缩压高于 150mmHg，可选择以下降压措施：硝酸酯类药物嚼服或舌下含服（禁用于 24 小时内服用过西地那非或伐地那非，或 48 小时内服用过他达那非的患者）；硝苯地平嚼服或吞服（慎用于有冠状动脉疾病的老年患者）。

5. 有严重自主神经反射异常发作的患者，推荐随身携带"工具包"。"工具包"

包括信息卡（卡上有身份、联系地址、所患疾病、服用药物、基础血压值）、急救药品（硝酸酯类和硝苯地平）、血压计、手套、尿管、注射器、盐水、纱布、2% 利多卡因凝胶等。

【评价】

　　1. 血压稳定。

　　2. 未出现严重并发症。

知识点链接

[1] 李建军，杨明亮，杨德刚，等.“创伤性脊柱脊髓损伤评估、治疗与康复”专家共识[J]. 中国康复理论与实践，2017，23(3)：274-287.

[2] 中国康复医学会康复护理专业委员会. 神经源性膀胱护理实践指南（2017 年版）[J]. 护理学杂志，2017，32(24)：1-7.

[3] 廖利民，吴娟，鞠彦合，等. 脊髓损伤患者泌尿系管理与临床康复指南 [J]. 中国康复理论与实践，2013，19(4)：301-317.

三、如何降低吞咽障碍老年患者“隐性误吸”的发生？

【关键词】

　　吞咽障碍；“隐性误吸”

【护理措施】

　　1.“隐性误吸”重在预防，主要包括以下几方面：

　　（1）管道固定：对于置管注食患者确保喂养管位置正确，避免因管道误入气管导致的误吸。

　　（2）胃残余量判断：胃残余量过多可增加反流和误吸的危险，可通过回抽胃内容物来确定胃残余量。

（3）体位：注食或进食时尽量选择坐位或半卧位，抬高床头至少 30°以上。

（4）及时清除口腔内分泌物：避免口腔残留物导致再次误吸或下行感染。

（5）其他：当患者从管饲进入治疗性经口进食阶段时，护士必须严格把控，谨慎地逐步调整治疗计划，防止误吸和反流的发生，尤其要注意对进食环境、进食姿势和体位、一口量、食物选择和调配，喂食中误吸防护等方面进行把控。

2.窒息的紧急处理：在患者进餐时，应注意辨识窒息的先兆并及时给予有效处理，如海姆利克氏急救法等。

【拓展】

误吸分类

误吸是吞咽障碍最常见且需要即刻处理的并发症，分为显性误吸和隐性误吸两类。误吸发生后，患者立刻出现刺激性呛咳、气急甚至哮喘，称为显性误吸；患者误吸当时(>1分钟)不出现咳嗽等外部体征，没有刺激性呛咳、气急等症状，称为隐性误吸，常被漏诊。

知识点链接

[1] 中国吞咽障碍康复评估与治疗专家共识组.中国吞咽障碍评估与治疗专家共识(2017年版)第一部分 评估篇 [J].中华物理医学与康复杂志,2017,39(12)：881-892.

[2] 中国吞咽障碍康复评估与治疗专家共识组.中国吞咽障碍评估与治疗专家共识(2017年版)第二部分 治疗与康复管理篇 [J].中华物理医学与康复杂志,2018,40(1)：1-10.

四、卒中后吞咽障碍老年患者食物改进方法有哪些？

【关键词】

卒中；吞咽障碍；食物改进方法

【 护理措施 】

　　食物改进是指改变食物或液体的结构或者黏度，是吞咽障碍的基础治疗，可以改善患者个体的吞咽效率，是卒中后吞咽障碍的标准处理方法。

　　1. 食物改进最常见的是将固体食物改成泥状或糊状，固体食物经过机械处理使其柔软，质地更趋于一致，不容易松散，从而降低吞咽难度。

　　2. 卒中后大部分吞咽障碍患者最容易误吸的是稀液体，将稀液内加入增稠剂以增加黏度，可减少误吸，增加营养内容的摄入量。

【 拓展 】

吞咽障碍的定义

吞咽障碍是指由于下颌、双唇、舌、软腭、咽喉、食管等器官结构和(或)功能受损，不能安全有效地把食物输送至胃内的过程。广义的吞咽障碍概念应包含认知和精神心理等方面的问题引起的行为异常导致的吞咽和进食问题，即摄食–吞咽障碍。

知识点链接

[1] 卒中患者吞咽障碍和营养管理中国专家组 . 卒中患者吞咽障碍和营养管理的中国专家共识(2013 版)[J]. 中国卒中杂志，2013，8(12)：973–983.

[2] 中国老年医学学会营养与食品安全分会，中国循证医学中心，《中国循证医学杂志》编辑委员会，等 . 老年吞咽障碍患者家庭营养管理中国专家共识(2018 版)[J]. 中国循证医学杂志，2018，18(6)：547–559.

[3] 中国吞咽障碍康复评估与治疗专家共识组 . 中国吞咽障碍评估与治疗专家共识 (2017 年版) 第二部分 治疗与康复管理篇 [J]. 中华物理医学与康复杂志，2018，40(1)：1–10.

五、如何评估老年脑卒中患者偏身感觉障碍?

【关键词】

老年脑卒中;偏身感觉障碍

【评估】

1. 浅感觉检查:主要是触觉检查。

刺激:患者闭目,检查者用棉签或软毛笔轻触患者的皮肤。测试时注意两侧对称部位的比较,刺激的动作要轻,刺激不应过频。检查四肢时,刺激的走向应与长轴平行,检查胸腹部的方向应与肋骨平行。检查顺序为面部、颈部、上肢、躯干、下肢。

反应:患者回答有无一种轻痒的感觉。

2. 深感觉检查:主要是本体感觉检查(关节觉和震动觉)。

(1)关节觉:指对关节所处的角度和运动方向的感觉,其中包括关节对被动运动的运动觉和位置觉,一般两者结合起来检查。

①位置觉(position sense)

刺激:令患者闭目,检查者将其肢体移动并停止在某种位置上。

反应:患者说出肢体所处的位置,或另一侧肢体模仿出相同的位置。

②运动觉(movement sense,kinesthesia)

刺激:令患者闭目,检查者在一个较小的范围里被动活动患者的肢体,让患者说出肢体运动的方向。如检查者用示指或拇指轻持患者的手指或足趾两侧做轻微的被动伸或屈的动作(约5°左右)。如感觉不清楚,可加大活动幅度或再试较大的关节。

反应:患者回答肢体活动的方向("向上"或"向下"),或用对侧肢体进行模仿。患者在检查者加大关节的被动活动范围后才可辨别肢体位置的变化时,提示存在本体感觉障碍。

（2）震动觉

刺激：用每秒震动 128~256 次（Hz）的音叉柄端置于患者的骨隆起处。检查时常选择的骨隆起部位有：胸骨、锁骨、肩峰、鹰嘴、尺桡骨茎突、腕关节、棘突、髂前上嵴、股骨粗隆、腓骨小头及内、外踝等。

反应：询问患者有无震动感，并注意震动感持续的时间，两侧对比。正常人有共鸣性震动感。

【 拓展 】

偏身感觉障碍

约65%的脑卒中患者可出现不同类型、不同程度的偏身感觉障碍。感觉中的触觉和本体感觉是患者进行运动的前提，它对躯体的协调、平衡及运动功能有明显的影响。偏身浅感觉障碍训练以对皮肤施加触觉刺激为主，如使用痛触觉刺激、冰-温水交替温度刺激、选用恰当的姿势对实物进行触摸筛选等，也可使用Rood疗法对患肢进行治疗。深感觉障碍训练须将感觉训练与运动训练结合起来，如在训练中对关节进行挤压、负重；充分利用健肢引导患肢做出正确的动作并获得自身体会。对于使用非特异性皮肤电刺激联合常规治疗的疗效尚有争论。此外，国内外的研究均显示，感觉功能改善的同时也可以改善患者的运动功能。

知识点链接

[1] 中华医学会神经病学分会神经康复学组，中华医学会神经病学分会脑血管病学组，卫生部脑卒中筛查与防治工程委员会办公室 . 中国脑卒中康复治疗指南 [J]. 中国康复理论与实践,2012,18(4)：301-318.

[2] 常用康复治疗技术操作规范(2012 年版).

[3] 由丽，饶江，刘莉，等 . 作业疗法改善脑卒中后偏侧感觉障碍及手功能的效果 [J]. 中国康复理论与实践,2012,18(7)：638-639.

六、如何运用康复护理技术提高老年脑卒中患者的浅感觉功能?

【关键词】

老年脑卒中;浅感觉功能;康复护理技术

【评估】

通过以下浅感觉检查找出浅感觉功能障碍:

1. 触觉

刺激:令患者闭目,检查者用棉签或软毛笔轻触患者的皮肤。测试时注意两侧对称部位的比较,刺激的动作要轻,刺激不应过频。检查四肢时,刺激的走向应与长轴平行,检查胸腹部的方向应与肋骨平行。检查顺序为面部、颈部、上肢、躯干、下肢。

反应:患者回答有无一种轻痒的感觉。

2. 痛觉

刺激:令患者闭目。分别用大头针的尖端和钝端以同等的力量随机轻刺患者的皮肤。

反应:要求患者立即说出具体的感受(疼痛、疼痛减退/消失、感觉过敏)及部位。对痛觉减退的患者,检查要从正常部位逐步移行;而对痛觉过敏的患者要从正常部位向障碍部位逐渐移行。测试时注意两侧对称部位的比较。有感觉功能障碍时,要记录障碍的类型、部位和范围。

3. 温度觉

刺激:用盛有热水(40~45℃)及冷水(5~10℃)的试管,在闭目的情况下冷热交替接触患者的皮肤。选用的试管直径要小,管底面积与皮肤接触面不要过大,接触时间以2~3秒为宜。检查时应注意两侧对称部位的比较。

反应:患者回答"冷"或"热"。

4.压觉

刺激：检查者用拇指或指尖用力压在皮肤表面。压力大小应足以使皮肤下陷，以刺激深感受器。

反应：要求患者回答是否感到压力。

【 拓展 】

老年脑卒中患者的浅感觉功能

老年脑卒中浅感觉的丧失和迟钝易造成烫伤、创伤以及感染等。老年人皮肤特点：温度比成人低0.5~1.0℃，对高温负荷温度上升率也较差，皮肤触觉敏感性降低，阈值提高；对痛觉的敏感性也下降；免疫应答能力降低，对外界各种刺激的耐受力和伤口的愈合能力均下降。

【 护理措施 】

1.对所有脑卒中患者进行详细的感觉检查。

2.感觉障碍患者可采用特定感觉训练和感觉关联性训练，以提高其触觉和肌肉运动知觉等感觉能力。

3.浅感觉障碍训练以对皮肤施加触觉刺激为主，如使用痛触觉刺激、冰 - 温水交替温度刺激。

4.采用经皮电刺激联合常规治疗可提高感觉障碍患者的感觉功能。

5.病房环境的布置要吸引患者的注意力。关注患侧，如将床头桌放在患侧，桌上放置患者喜欢的食品和物品，吸引患者向患侧转头，使用健侧上肢越过患侧取放物品。

6.偏瘫肢体感觉刺激：每天指导患者用健侧手握住患侧手做肩前屈与外展运动；肘伸直与屈曲运动；腕背运动；手指伸展运动。用健侧腿敲打患侧腿，并带动患侧腿做抬离床面运动，对患侧输入触觉和压觉刺激。

7. 医护人员查房、患者家属及陪护对患者进行照顾均在患侧，不仅检查患侧肢体皮肤颜色和温度，做好抗痉挛体位的管理，还要实时触及患侧的肢体，通过握手、拍打、挤捏等手法刺激患侧肢体的感觉。

8. 患者卧位时以患侧卧位为主，强化对患侧肢体的感觉刺激。日常生活及训练时提醒患者用健侧带动患肢活动，观察身体位置的变化，注意患侧保护；尽量在洗脸、梳头、喝水、进食时使用患侧手，不能独立完成时用健侧手辅助，以触觉体会毛巾、牙刷、杯子、筷子、勺子的性状和软硬度。

【 评价 】

1. 浅感觉检查逐渐增强。

2. 无皮肤损伤。

知识点链接

[1] 中华医学会神经病学分会神经康复学组，中华医学会神经病学分会脑血管病学组，卫生部脑卒中筛查与防治工程委员会办公室. 中国脑卒中康复治疗指南 [J]. 中国康复理论与实践，2012，18(4)：301-318.

[2] 常用康复治疗技术操作规范(2012 年版).

[3] 庄霏雯，郑洁皎，陈秀恩，等. 脑卒中平衡功能障碍治疗的研究进展 [J]. 中国康复理论与实践，2016，22(10)：1127-1131.

七、如何对卒中后老年失语症的患者进行评估？

【关键词】

卒中；老年失语症

【评估】

1. 通过标准化量表评估（如西方失语症成套测验），根据分值评估失语症的严重程度，以判断预后。

2. 根据自发言语的流畅度、听理解、复述，判断失语症的分类。

3. 失语症与言语失用、构部障碍、言语错乱、痴呆、格斯特曼综合征的鉴别诊断。

【拓展】

西方失语症成套测验（WAB）

西方失语症成套测验是目前广泛用于失语症检查的方法之一。因其内容受语言和文化背景影响较小，稍作修改即可用于我国。此检查由27个分测验组成，分成5个大项目：①会话和自发性言语；②听理解；③口语表达；④书面语言理解；⑤书写。该测验提供一个总分称失语商（AQ），可以分辨出是否为正常语言。WAB还可以测出操作商（PQ）和皮质商（CQ），前者可了解大脑的阅读、书写、运用、结构、计算、推理等功能；后者可了解大脑认知功能。

【原因/表现】

失语症是指大脑功能受损所引起的语言功能丧失或受损。对失语症患者进行评估，了解影响患者交流能力的因素，精确评价患者残留的交流能力，可对患者康复程度进行预测，确定现实的治疗目标，设计合理的治疗方案，以促进患者最大限度地恢复交流能力。

【 护理措施 】

1. 收集资料：病史、个人史、生活环境资料等。

2. 初步检查：初步观察一般情况及言语能力印象。通过询问患者一些问题，了解患者的一般言语状况，对患者的听理解、口语表达、阅读及书写状况进行初步判断，短时间内大体了解患者的言语障碍程度。适合初诊患者，一般数分钟至十几分钟。

3. 标准化量表测验和实用交流能力评测试验：常用的评定量表包括汉语失语症成套测验（ABC）、日常生活交往能力检查（CADL）、波士顿诊断性失语症检查（BDAE）、西方失语症成套测验等。

4. 整理和分析以上资料。

5. 评定结论：根据 AQ 值判断失语症的严重程度，同时判断患者的失语类型，根据评估结果制订治疗方案。

6. 中期评定（再评定）：经过一段时间的治疗后，再进行标准化量表测验，得到新的评分。通过前后评分的对比，得到改善率。改善率 =（中期分值 − 初期分值）/（总分 − 初期分值）×100%，若改善率 ≥ 26%，表明治疗有效。

7. 结局评定：方法同中期评定。

【 评价 】

1. 患者失语症评分及失语类型分类准确。

2. 患者评估过程中未出现任何不适症状。

知识点链接

高素荣 . 失语症 [M]. 2 版 . 北京：北京大学医学出版社，2006.

八、如何对老年卒中后认知功能障碍患者进行康复训练？

【关键词】

脑卒中；认知功能障碍；康复训练

【评估】

1. 评估患者认知功能障碍的严重程度。

2. 评估患者认知功能在哪个领域受损。

【拓展】

常用筛查量表

1. 简易精神状态检查：于1975年编制，总共19项检查，其中包括时间定向、地点定向、语言即刻记忆、注意力和计算能力、短时记忆、物体命名、语言复述、阅读理解、语言理解、言语表达和图形描画等内容。

2. 蒙特利尔认知评估量表（Montreal cognitive assessment, MoCA）：由Nasreddine教授于2004年编制，用于针对轻度认知障碍进行快速筛查的工具。

【原因/表现】

认知功能障碍指脑的器质性病变，如卒中、肿瘤、外伤等所造成的患者在注意力、记忆、言语、思维以及知觉等高级皮层功能方面出现的功能障碍。尽管认知功能障碍不如偏瘫等症状引人注目，但却明显延迟和严重妨碍语言、心理和肢体的康复。甚至有学者发现卒中后处于残疾状态的患者中，偏瘫本身极少构成残废的原因，更多的是认知损害导致长期卧床和生活能力丧失，对其病情缺乏自知力。因此，对卒中后认知功能障碍的干预和治疗是非常重要的。

【护理措施】

1. 收集资料：患者病史、个人史、生活环境等。

2. 初步检查：初步观察患者一般状况。

3. 用标准化量表对患者认知功能进行评估。

4. 根据评估结果制订康复计划及具体实施措施。

5. 中期评定：评价疗效，分析原因，调整治疗方案。

6. 末期评定：评价疗效。

【 评价 】

1. 认知评估的准确性。

2. 认知训练的有效性。

3. 训练过程中未出现任何不适症状。

知识点链接

窦祖林 . 作业治疗学 [M]. 北京：人民卫生出版社，2008.

九、如何为偏瘫老人选择合适的步行辅助器?

【 关键词 】

偏瘫老人；步行辅助器

【 评估 】

1. 使用助行器行走的反应与合作程度。

2. 病情、年龄、身高、体重、患肢关节活动度、平衡能力及肌力等情况。

步行辅助器

1. 种类与适应证：

(1) 手杖：平衡障碍较轻、步行时需采取安全保护措施者。

(2) 肘杖：手抓握能力差、前臂肌力较弱者。

(3) 腋杖：手杖或肘杖无法提供足够稳定功能情况下。

(4) 轮式助行架：上肢肌力较差或体力弱者。

(5) 助行椅：行走不便者日常生活使用。

(6) 助行台：上、下肢均受累而不能通过腕与手支撑者。

2. 调节高度：

(1) 手杖：站立时股骨大转子水平。

(2) 肘杖、腋杖、标准型助行架、轮式助行架及助行椅：同手杖。

3. 注意事项：

(1) 选择与患者身高、臂长相适应的长度和高度。

(2) 足够空间和平整地面，避免跌倒。

(3) 体力充分、平衡协调能力良好，避免意外发生。

(4) 防止腋杖顶端支撑腋窝，避免伤及臂丛神经和血管。

(5) 脚与助行器保持适当距离，防止摔倒。

(6) 经常保养器具。

【 护理措施 】

1. 全面评估，明确使用目的。

2. 识别器具结构，掌握握持方法。

3. 观察使用中存在的问题，随时调整操作状态。

4. 标准型助行架：伸出上肢提起助行架放于前方，距离约一臂长，向前迈一步，落于助行架两后足连线水平附近，然后迈出另一侧下肢平对侧或超出对侧足；重复进行。

5. 轮式助行架：提起助行器后部向前推进，双下肢交替迈步。使用三、四轮型轮式助行架时，双手握持扶手，双下肢交替迈步。

6. 循序渐进原则：先在平地上行走，逐步在斜坡上行走，直至能上、下台阶或楼梯。

【评价】

1. 正确使用步行辅助器。

2. 准确处理步行辅助器相关问题。

知识点链接

[1] 王鹏程, 潘孝杰. 基于我国老龄化问题的步行辅助工具研究 [J]. 才智, 2017, (26)：267-268.

[2] 郭锰, 熊宛梅, 熊春梅. 急性脑卒中偏瘫患者恢复期助行器步行训练方法介绍 [J]. 中国临床康复, 2004, 8(34)：7791.

[3] 刘永丽, 李进元, 王栋梅, 等. 脑卒中偏瘫病人辅助行走锻炼器的设计与应用 [J]. 护理研究, 2014, 28(12)：4456.

[4] JEONG Y G, JEONG Y J, KOO J W. The effect of an arm sling used for shoulder support on gait efficiency in hemiplegic patients with stroke using walking aids-a randomized clinical trial[J]. Eur J Phys Rehabil Med, 2017, 53(3):410-415.

[5] MAGUIRE C, SIEBEN J M, ERZER F, et al. How to improve walking, balance and social participation following stroke: a comparison of the long term effects of two walking aids-canes and an orthosis TheraTogs-on the recovery of gait following acute stroke. A study protocol for a multi-centre, single blind, randomised control trial[J]. BMC Neurology, 2012, 12(1):18.

十、预防卧床老年人下肢肌力减退可采用哪些抗阻锻炼方法?

【关键词】

肌力;抗阻锻炼

【评估】

1.肌肉力量、耐力、肌容积。

2.卧床老年人身体功能。

3.有无急性外伤或慢性疾病。

【拓展】

抗阻锻炼

1. 概念界定

(1) 肌力抗阻训练:指为了防止肌肉无力和功能失调,定期采用等速或等张运动下的渐进性抗阻锻炼(progressive resistance exercise,PRE)。

(2) 失用性肌肉萎缩:指在肌肉不活动的状态下,相应的代谢活动和肌细胞内环境稳态发生的一种改变。

2. 研究现状

(1) 肌肉流失速度:研究表明,卧床休息2天内,肌肉消耗速率缓慢,随后开始变快,第10天时,肌肉重量损失达到50%;限制活动14天,肌肉蛋白质合成减少至基础水平的50%,逐渐达到稳定状态。

(2) 危害:肌肉萎缩导致肌肉无力、活动持久性和忍受力降低。长期卧床导致肌肉耐力进展性下降,下肢比上肢更显著。

【 护理措施 】

1. 等张训练：

（1）基本抗阻方法：①举哑铃、沙袋等；②通过滑轮及绳索提起重物；③拉长弹簧、橡皮条等弹性物；④通过摩擦或磁电效应等原理提供可调节的阻力；⑤进行俯卧撑、下蹲起立、仰卧起坐等练习。

（2）渐进抗阻练习法：①先测出待训练肌群连续 10 次等张收缩所能承受的最大负荷量，简称为 10RM（10 repetition maxi-mum，10RM）。②以 10RM 制订运动强度，每天分 3 组进行训练，每组间休息 1 分钟。1 周后复试 10RM 量，如肌力增强，测出新 10RM 量，制订下一周的训练强度。③第一组，50% 最大负荷量，重复 10 次；第二组，75% 最大负荷量，重复 10 次；第三组，100% 最大负荷量，重复 10 次。

2. 等长练习：

（1）基本方法：对抗阻力进行无关节运动，仅维持其固定姿势收缩训练。

（2）"tens"法则：等长收缩持续 10 秒，休息 10 秒，重复 10 次为一组训练，每次训练 10 组。

（3）多点等长训练：在整个关节活动范围内，每 20~30 分钟做一组等长练习。

（4）短促最大练习：抗阻力等张收缩后维持最大等长收缩 5~10 秒，然后放松，重复 5 次，每次增加 0.5kg 负荷。

3. 等速练习：利用等速运动设备进行抗阻训练是大肌群肌力训练的最佳方式，使肌肉自始至终在适宜的速度下进行训练。

【 评价 】

1. 肌力增强。

2. 肌肉耐力增强。

知识点链接

[1] 金晓飞. 抗阻力训练对老年人机体健康影响的研究 [J]. 运动,2015, (121)：155-156.

[2] 陶坚. 抗阻力练习对老年人下肢力量的影响 [J]. 北京体育大学学报,2010,33(8)：68-70.

[3] 陈德志. 抗阻力训练对老年人机体健康影响的研究 [C]// 第三届全民健身科学大会论文集. 2014.

[4] 郭树涛，刘革. 抗阻力练习对中老年人体质健康影响研究述评 [J]. 体育学刊,2007, 14(2)：56-59.

[5] PERKISAS S, COCK A D, VERHOEVEN V, et al. Physiological and architectural changes in the ageing muscle and their relation to strength and function in sarcopenia[J]. European geriatric medicine, 2016, 7(3):201-206.

[6] HUNTER G R, McCarthy, JOHN P, et al. Effects of resistance training on older adults[J]. Sports Medicine, 2004, 34(5):329-348.

[7] MACALUSO A, GIUSEPPE V. Muscle strength, power and adaptations to resistance training in older people[J]. European Journal of Applied Physiology, 2004, 91(4):450-472.

十一、卧床老人早期离床前应做哪些肢体功能评定?

【关键词】

卧床老人；早期离床；肢体功能评定

【评估】

1. 肢体围度、关节活动度。

2. 肌力、耐力和肌张力。

3. 感觉功能、协调功能和平衡功能。

【 拓展 】

肢体功能评定

1. 概念界定

(1) 肌力：肌肉自主收缩时产生的最大力量，又称绝对肌力。

(2) 耐力：肌肉运动中维持一定强度的等长收缩或多次等张收缩的能力。

(3) 肌张力：安静状态下，肌肉保持一定紧张状态的能力。

(4) 感觉功能：人脑对直接作用于感受器的客观事物个别属性的反应。

(5) 协调功能：人体产生平滑、准确、有控制的运动能力，包括按一定方向和节奏，采用适当的力量、速度和距离，达到准确目标等。

(6) 平衡功能：人体在不同环境和情况下维持身体稳定的能力，包括静态平衡和动态平衡。

2. 平衡功能分类

(1) 静态平衡：人体处于某种特定姿势，如坐或站等姿势时所保持稳定状态的能力。

(2) 自我动态平衡：人体在进行各种自主运动，如站起、坐下或行走等各种姿势间转换运动时重获稳定状态的能力。

(3) 他人动态平衡：人体对抗外力干扰，如推、拉等保护性调整反应，以重获稳定状态的能力。

3. 评估量表

Lovett肌力分级标准

分级	标准
0	未触及或未观察到肌肉收缩
1	可触及或观察到肌肉收缩，但不能引起关节活动
2	解除重力影响，能完成全关节活动范围运动
3	能抗重力完成全关节活动范围运动，但不能抗阻力
4	能抗重力及中等阻力，完成全关节活动范围运动
5	能抗重力及最大阻力，完成全关节活动范围运动

改良Ashworth痉挛量表

等级	标准	肌张力结果
0	被动活动肢体在整个范围内均无阻力	不增加
1	被动活动肢体到终末端时有轻微阻力	稍增加
1$^+$	被动活动肢体在前1/2ROM中有轻微"卡住感"，后1/2ROM中有轻微阻力	稍增加
2	被动活动肢体在大部分ROM内均有阻力，但仍可运动	轻度增加
3	被动活动肢体在整个ROM内均有阻力，活动较困难	中度增加
4	肢体僵硬，阻力很大，被动活动十分困难	高度增加

【护理措施】

1.肢体围度测量：了解肢体有无萎缩、肿胀和肥大。

2.肌力评定：判断有无肌力低下、范围与程度，寻找肌力低下的原因，协助进行神经肌肉疾病损伤定位诊断，为制订治疗、康复训练计划提供依据。

3.关节活动度评定：特定体位关节最大活动范围，判断关节功能。

4.肌张力：维持身体姿势及正常运动，肌张力降低或增高影响肢体运动。

5.感觉评定：分为浅感觉、深感觉和复合感觉。感觉障碍根据病变性质分为刺激性症状和抑制性症状两类。

【评价】

1.正确掌握评估方法。

2.卧床老人早期安全离床。

知识点链接

[1] 龙芋君，张先庚，彭德忠，等．社区老人躯体功能评价 [J]. 中国老年学杂志，2018，38(13)：239-242.

[2] 邓思宇，卢茜，郄淑燕，等．等速测试指标与改良 Ashworth 量表用于踝痉挛评定的相关性研究 [J]. 中国康复理论与实践，2016，22(2)：178-183.

[3] 刘永莹．早期离床坐护理对髋部骨折术后患者卧床并发症的影响 [J]. 实用中西医结合临床，2017，17(9)：161-162.

[4] 萧佩多，陈润芳，徐连芳，等．早期离床坐护理干预对老年髋部骨折术后患者卧床并发症的效果观察 [J]. 护士进修杂志，2016，31(9)：802-804.

[5] CODERRE A M, AMR A Z, DUKELOW S P, et al. Assessment of Upper-Limb Sensorimotor Function of Subacute Stroke Patients Using Visually Guided Reaching[J]. Neurorehabilitation & Neural Repair, 2010, 24(6):528.

[6] VITALIANO P P, RUSSO, JOAN, et al. Predictors of burden in spouse caregivers of individuals with Alzheimer's disease[J]. Psychol Aging, 1991, 6(3):392-402.

十二、如何通过"坐－站转移训练"来提高老年人的运动能力？

【关键词】

　　"坐－站转移训练"；运动能力

【评估】

　　1. 肌力、肌张力。

　　2. 平衡能力和协调能力。

　　3. 有无跌倒史。

【 拓展 】

"坐-站转移训练"

站起与坐下：首先要求双足稍后移，同时屈曲髋关节，使躯干伸直并前倾；其次，双肩、双膝前移越过足尖，使重心转移至双下肢，伸髋、伸膝便可站起。坐下时，屈髋、屈膝；躯干前倾；身体降低，使重心后移而坐下。

1. 站起基本成分：①足的放置；②屈髋；③伸展颈部和脊柱使躯干前倾；④双膝前移；⑤伸展髋和膝。

2. 坐下基本成分：①屈髋、伸展颈部及脊柱使躯干前倾；②双膝前移；③屈膝；④重心后移。

【 护理措施 】

    1. 躯干前倾伴膝前移

    （1）端坐位：双上肢向前伸展放于桌面，双足间距与肩同宽，抬高臀部和前移肩部。

    （2）坐位：保持颈与躯干相对伸直情况下屈髋，使躯干前倾，同时膝部前移。双足跟充分着地，此时重心由臀部前移至双下肢，回到端坐位，反复训练。

    2. 站起：躯干前倾伴膝前移后，练习伸髋、伸膝并站立。护士在其一侧给予帮助，一只手放其肩胛骨处，引导躯干前移；另一只手放其膝上，当膝前移时协助其稳定膝部，并沿胫骨方向下压使患足充分着地，让老年人双手交叉伸向前下方做引导。站立时双下肢需同时负重，让老年人反复体会双腿支撑站立感，从较高坐位开始练习，逐步降低坐位高度，增加练习难度。

    3. 坐下：站起后，协助老年人前移肩和膝，让其向下、向后移动臀部并坐下，练习独立站起与坐下。坐下时动作要缓慢，预防跌倒。

【 评价 】

    老年人能够完成坐－站转移。

知识点链接

[1] 刘孟，倪朝民，昝明，等．改良坐－站转移训练对脑卒中偏瘫患者下肢运动功能及平衡能力的影响 [J]. 中华物理医学与康复杂志,2015,37(10)：743-746.

[2] 章玮，程瑞动，吴燕飞，等．强化的平衡仪训练对脑卒中后患者平衡及步行能力的影响 [J]. 现代实用医学,2016,28(8)：1025-1027.

[3] 江帆，朱其凤，付水生．强化坐－站训练对脑卒中患者平衡、步行及日常生活活动能力的影响 [J]. 广西医科大学学报,2017,34(8)：1209-1212.

[4] SCHOT P K, KNUTZEN, KATHLEEN M, et al. Sit-to-Stand Performance of Older Adults following Strength Training[J]. Res Q Exerc Sport, 2003, 74(1):1-8.

[5] MATJACIC Z, ZADRAVEC M, OBLAK J. Sit-to-stand trainer: An apparatus for training 'normal-like' sit to stand movement[J]. IEEE Transactions on Neural Systems & Rehabilitation Engineering, 2015, 24(6):639.

十三、如何通过排尿日记的准确记录来指导临床实施有效的诊疗及护理?

【 关键词 】

　　排尿日记

【 护理措施 】

　　排尿日记又称频率 / 尿量表，指在不改变生活状态和排尿习惯的基础上，连续记录（一般 72 小时）摄入液体和排尿时间、每次尿量、尿失禁次数及失禁量等指标，可较为客观地反映患者的排尿状态；记录尿急和漏尿的次数。排尿日记是一项特殊的尿动力学检查项目，可简单、客观、无创地评估各种排尿异常症状的严重程度，有助于制订治疗计划和随访治疗效果。

指导患者准确记录排尿日记，一般记录 2~3 天。记录以下三方面内容：

1. 时间 – 尿量，如 12 月 2 日 9 时排尿 200ml。

2. 时间 – 事件，如 12 月 2 日 8 时 30 分在洗手时出现漏尿，9 时在去卫生间的路上出现尿急，11 时大笑时出现漏尿等。

3. 时间 – 液体，如 12 月 2 日 20 时饮啤酒 2000ml，21 时饮白开水 300ml。根据不同需要可以记录服药情况，使用尿垫及尿垫尿湿量，一些与诊断治疗有关的更多内容。

排尿/膀胱日志

时间	液体摄入		排尿		漏尿	是否排尿感急迫	排尿、漏尿时在做什么
	液体类型	摄入量	次数	排尿量(少量、中量、大量)	(少量、中量、大量)		
举例	咖啡	2杯	2	少量	少量	是	跑步
上午6~7点							
上午7~8点							
...							
下午1~2点							
...							
晚上7~8点							
...							
上午6~7点							
...							

知识点链接

[1] 许家仁 . 老年护理 [M]. 北京：人民卫生出版社,2017.

[2] 胡亦新，余小平 . 中国老年医疗照护技能篇(常见疾病和老年综合征)[M]. 北京：人民卫生出版社,2017.

十四、如何为老年心梗稳定期患者制订个性化康复运动处方？

【 关键词 】

心梗；个性化康复运动处方

【 评估 】

1. 静态心肺功能。

2. 身高、体重、腰围、臀围、血压、心率以及血生化检查。

3. 精神心理状况。

4. 药物及饮食状况。

5. 吸烟、酗酒、睡眠情况。

【 拓展 】

个性化康复运动处方

1. 概念界定

运动处方：主要根据运动试验制订个性化运动处方，包括运动类型、强度、持续时间、频率及速度等。

2. 康复运动阶段

(1) 热身期：约10分钟。

(2) 锻炼期：运动类型、强度（60%~75%最大心率）、持续时间（20~40分钟）、频率（每周3~5天）、速度。

(3) 恢复期：约15分钟。

3. 急性心肌梗死康复分期

(1) 第一期（住院期）：我国目前原则上为14~28天，包括监护病房、普通病房及出院前三个阶段。

(2) 第二期（院外恢复初期）：密切监测患者康复情况。

(3) 第三期（院外恢复中期）：强调运动训练和行为方式的改变。

(4) 第四期（维持期）：维持已达功能贮量。

【 护理措施 】

1. 运动类型：步行、慢跑、骑自行车、气功、太极拳及保健体操等。选用协调有节奏的全身运动，配合腹式呼吸，在散步或慢跑后进行效果更好。一般先从步行开始，逐步提高速度或走跑交替，直至达到规定运动量。

2. 运动强度

（1）靶心率：在靶心率范围内做运动，效果最理想，危险最小。靶心率 =[（220－年龄）－静态心率]×（60%~80%）＋静态心率。

（2）开始时将靶心率范围降低至极限心率的50%。测量运动停止后10秒的脉搏，如果脉搏低于靶心率范围，应增加运动量；脉搏高于靶心率范围，应降低运动量。

（3）准备活动 10 分钟，如四肢伸展、慢走、深呼吸或打太极拳等；按运动处方运动 20~40 分钟，其中至少 10 分钟达到靶心率可以连续运动。

（4）间断运动：运动 3~5 分钟，休息 1~2 分钟，再运动，再休息，可延长运动时间。

（5）5~10 分钟放松整理，应视患者症状和体征有无改变而定。

3. 运动频率和时间：运动频率为每周 3~5 次。如运动强度小，增加运动频率，确保运动量和运动效果。老年人一般每日或隔日锻炼 1 次较为合适，在逐步适应的基础上逐渐增加活动时间。

【 评价 】

运动处方科学、安全、有效。

知识点链接

[1] 刘霞，许之民，陈绣 . 国内外心脏康复模式的研究进展 [J]. 国际心血管病杂志，2018,45(3)：33-35.

[2] 车琳 . 心梗患者的 "康复运动处方"[J]. 祝您健康,2016, (2)：57.

[3] 冷敏，孙丽丽，曹国荣，等 . 品管圈活动提高心肌梗死 PCI 术后患者院外心脏康复运动处方执行率效果观察 [J]. 齐鲁护理杂志,2018, 24(20)：35-38.

[4] KOSTOPOULOS, CHOUVARDA, KOUTKIAS, et al. An ontology-based framework aiming to support personalized exercise prescription: Application in cardiac rehabilitation[J]. Conf Proc IEEE Eng Med Biol Soc, 2011, (4):1567-1570.

[5] Lu T H, Lin H C, Lee Y H, et al. A motion-sensing enabled personalized exercise system for cardiac rehabilitation[C]// IEEE International Conference on E-health Networking. 2012.

十五、对老年胸外手术患者，早期离床活动时应如何做好安全性步行训练？

【关键词】

老年胸外手术；早期离床活动；安全性步行训练

【评估】

1. 生命体征、生理及病理反射。

2. 呼吸功能及血氧饱和度。

3. 手术部位及导管。

4. 麻醉方式及镇痛药使用情况。

5. 肌力、肌张力、关节活动度、感觉及平衡能力。

【拓展】

老年胸外手术患者术后早期下床活动的益处

1. 保持全身肌肉正常张力，促进组织细胞新陈代谢及血液循环。

2. 增加肺通气量，利于气管分泌物排出，减少肺部并发症发生。

3. 促进血液循环，防止静脉血栓发生。

4. 促使肠蠕动早日恢复，减少腹胀，增进食欲，促进排便通畅。

5. 利于排尿，防止尿潴留发生。

6. 避免肌肉废用性萎缩。

7. 增强患者建立术后恢复信念，解除紧张、焦虑、精神集中于疼痛的状态

【护理措施】

1. 心理护理：制订心理护理方案，了解患者实际情况，帮助患者树立自信心。

2. 疼痛护理：根据医嘱有效控制疼痛，保证营养摄入。

3. 管道护理：下床活动时应夹闭导管，固定导管，防止扭曲、滑脱。

4. 呼吸训练

（1）腹式呼吸：吹气球，有利于胸腔积液排出，保证有效通气，防止肺部感染。

（2）缩唇呼吸，取坐位或半卧位，通过增加呼气阻力，气道内压升高，防止小气道过早关闭，减少肺内残留气体量，提高动脉血氧饱和度。

5. 上肢活动锻炼：上肢拉力器训练，与呼吸运动配合，放松时吸气，上举时呼气。

6. 鼓励活动：术后第一天可做运动。原则上应从近位关节到远位关节，由于上肢运动对胸部切口影响大，患者需从下肢远端开始活动。活动量以不感到疲劳为度，可在床上坐起，练习吃饭、喝水、刷牙、洗脸及穿脱衣裤等。

7. 步行训练：按照坐位、站位、扶床移动、独立移步及室内走动顺序进行训练。鼓励患者出院后继续按顺序进行训练，逐渐增加运动强度。

【评价】

1. 生活自理。

2. 活动无不适。

知识点链接

[1] 蒋亚琴,曹影婕. 术后体位干预对电视胸腔镜手术患者离床活动的影响 [J]. 医学信息,2015,28(3): 345-346.

[2] 易小青,傅爱凤,付爱明,等. 体位干预对胸外科电视胸腔镜术后患者离床活动的影响 [J]. 现代临床护理,2013,12(5): 55-57.

[3] 陈克清,许乐,张曦,等. 心胸外科患者术后安全活动手杖的研制及应用 [J]. 解放军护理杂志,2017,34(5): 75-76.

[4] ARBANE G, DOUIRI A, HART N, et al. Effect of postoperative physical training on activity after curative surgery for non-small cell lung cancer: a multicentre randomised controlled trial[J]. Physiotherapy, 2014, 100(2):100-107.

[5] GARROD R, ARBANE G, VALLADARES B, et al. The effect of postoperative physical training on activity after curative surgery for non-small cell lung cancer (NSCLC)-RCT[J]. European Respiratory Journal, 2012, 100(2):100-7.

十六、如何通过"体位适应性训练"来提高卧床老年人的心肺功能?

【 关键词 】

"体位适应性训练";心肺功能

【 评估 】

1. 体位改变时的血压和心率。

2. 有无体位性低血压。

【拓展】

"体位适应性训练"

1. 概念界定

(1) 体位性低血压：指由于体位的改变，如从平卧位突然转为直立位，或长时间站立发生的脑供血不足引起的低血压。

(2) 关节活动度：指关节活动时可达到的最大弧度。

(3) 体位摆放：指运用身体位置的摆放来优化氧的转运，主要利用重力对心肺和心血管功能产生的效应来达到效果。

(4) 活动和运动：指运用渐进的运动训练来激发急性心肺和心血管反应，以促进氧的转运。

2. 体位摆放和活动的预防作用

系统反应	效应
心肺	↑肺泡通气
	↓气道关闭
	↓分泌物聚集
	通气、灌注分布以及通气血流比值的改变
	肺动脉血容量改变
	肺尖部扩张力改变
	分泌物移除并重新分布
	胸壁形态及肺部力学改变
	呼吸做功叠加
心血管	改变心脏挤压力（体位）、室壁张力、灌注压
	改变心脏前后负荷及心肌收缩力
	改变淋巴引流
	心脏复合做功
	促进液体转移
	刺激血管舒缩活动
	刺激循环的压力-容量调节机制
	维持正常的液体平衡和分布
组织水平	改变静水压和组织灌注
	维持氧萃取容量（活动）

【 护理措施 】

1. 早期活动是对抗直立性低血压最有效的方法,包括卧床与直立床的关节活动度训练、肌力训练与阶段性步行训练。

2. 体位低血压适应性训练:开始床头抬高 30°,持续 5 分钟;每日床头抬高增加 10°~15°,持续 5~15 分钟;增加角度不增加时间、增加时间不增加角度,逐渐增加至 80°,达到维持床上坐位 30 分钟。

3. 进行下肢等张、等长训练和腹肌肌力训练。

4. 增加再调节过程,抬高腿,调整轮椅靠背角度。

5. 定时使用弹性绷带、弹力袜及腹带。

6. 逐渐增加坐位训练次数,开始进行床边、轮椅坐位训练,逐渐能离开病房至治疗室训练。

7. 治疗室训练:根据上述训练方法使用电动起立床,使患者重获直立觉。

【 评价 】

1. 血压、心率平稳。

2. 能耐受体位变化。

知识点链接

[1] 王淑和，林梅清，滕范文，等. 卧床对老年患者心肺功能影响的研究 [J]. 中国社区医师(医学专业),2012,3(23)：83-85.

[2] 詹也男，田京，何冰. 适应性训练对老年脊髓型颈椎病前后路减压术后康复效果 [J]. 中国临床康复,2003,7(32)：4428-4429.

[3] 乔玉宁. 老年腰椎间盘突出症围手术期护理体会 [J]. 淮海医药,2002,20(6)：520-521.

[4] 刘念，熊正容，朱春燕，等. 运用循证护理 ACE Star 模式实施体位管理对卧床患者心肺功能的效果研究 [J]. 世界最新医学信息文摘(电子版),2016,16(89)：297-298.

[5] WISZOMIRSKA I, KRYNICKI B, KACZMARCZYK K, et al. The impact of functional training on postural stability and body composition in women over 60[J]. J Sports Med Phys Fitness, 2015, 55(6):654-662.

[6] MELZER I, BENJUYA N, KAPLANSKI J. Effect of physical training on postural control of elderly[J]. Harefuah, 2005, 144(12):839.

十七、如何通过"气道廓清技术"来提高老年慢性阻塞性肺疾病患者的呼吸功能?

【 关键词 】

"气道廓清技术"；慢性阻塞性肺疾病；呼吸功能

【 评估 】

1. 通气功能，包括每分钟通气量、最大通气量、用力肺活量和肺泡通气量等。

2. 代谢当量。

3. 痰液的性状及血氧饱和度。

【 拓展 】

"气道廓清技术"

1. "气道廓清技术"：运用物理或机械方式作用于气流，有助于排出气管、支气管内分泌物，或促发咳嗽排出痰液。

2. 黏液纤毛清除功能下降的生理因素：流变学特性的改变、黏液纤毛清除能力的减退及无效的咳嗽反射或咳嗽机制，导致感染和炎症、气道阻塞及软组织损伤。

【 护理措施 】

　　1. 呼吸训练

　　（1）增加呼吸量：使用三球呼吸训练器进行加压呼吸训练 3 分钟，持续呼气直至呼吸训练器里的三球被呼出气流推至顶部为止。

　　（2）呼吸控制训练：身体放松，一手放于胸骨柄上限制胸部运动，一手放于脐部感觉腹部起伏。经鼻吸气，吸气时胸部保持不动，腹部鼓起，吸气后屏住呼吸 1~2 秒，之后缓慢呼气，腹部逐渐内陷，尽量将气呼出，训练 3 分钟。

　　（3）胸廓扩张呼吸训练：主动深吸气，一手放于胸部，吸气时感觉胸部扩张，用鼻吸气后稍屏气，然后用嘴慢呼气，训练 3 分钟。

　　2. 手法训练：呼吸训练结束后让患者侧卧位进行手法训练各 3 分钟。

　　（1）扣法：在被叩击处放垫一层薄衣物以减少皮肤的不适，杯状手掌交替叩击相关背部。

　　（2）摇振法：整个呼气阶段，在浮肋处摇振，频率为 2~3 次 / 秒。

【 评价 】

　　1. 重建正常的呼吸模式。

　　2. 呼吸肌功能增强。

　　3. 肺通气改善，呼吸困难减轻。

知识点链接

[1] 刘玲，赵祥虎，张炎，等 . 气道廓清技术在慢性阻塞性肺疾病患者中排痰效果的临床疗效观察 [J]. 按摩与康复医学，2019,10(4)：15-16.

[2] 麦翠芳，梁雪梅，潘惠珍 . 高渗盐水雾化吸入联合气道廓清技术在慢性阻塞性肺疾病急性加重期患者排痰管理中的应用 [J]. 中国临床护理，2018,10(3)：25-28.

[3] 刘羽，王之赫，何晓玲，等 . 气道分泌物廓清技术集束化管理在氧气驱动雾化吸入疗法中的应用 [J]. 中国药房，2015,26(20)：2811-2813.

[4] OSADNIK C R, MCDONALD C F, HOLLAND A E. Airway clearance techniques in acute exacerbations of COPD: a survey of Australian physiotherapy practice[J]. Physiotherapy, 2013, 99(2):101-106.

[5] IDES K, VISSERS, DICK, et al. Airway Clearance in COPD: Need for a Breath of Fresh Air? A Systematic Review[J]. Copd Journal of Chronic Obstructive Pulmonary Disease, 2011, 8(3):196-205.

十八、对衰弱老人如何进行平衡训练?

【 关键词 】

　　衰弱老人；平衡训练

【 评估 】

　　1. 评估衰弱老人有无特异性或非特异性的临床表现，如跌倒、谵妄、疲劳等情况。

　　2. 评估衰弱老人的心肺功能、衰弱分级及运动耐受程度。

　　3. 评估衰弱老人的平衡功能，包括静态平衡、动态平衡、预测性平衡能力及功能性平衡能力。

【拓展】

Fried衰弱综合征标准

Fried衰弱综合征也称Fried衰弱表型，满足以下5条中3条或以上：①不明原因的体重下降；②疲乏；③握力下降；④行走速度下降；⑤躯体活动降低(体力活动下降)。

具有1条或2条的状态为衰弱前期(pre-frail)，而无以上5条人群为无衰弱的健壮老人(robust)。

【原因/表现】

衰弱老人即使经历外界较小刺激亦可导致一系列临床负性事件的发生。而运动本身能增强人体心肺功能，改善血液循环系统、呼吸系统、消化系统的功能状况，提高抗病能力，增强机体的适应能力。它不仅能够增强体质，带来健康，防治疾病，而且其本身也有治疗功能，是疾病治疗的途径之一。体医融合在老年人健康方面可以发挥重要作用。平衡训练可以提高衰弱老人的运动功能，进行合适的运动，提高身体机能，保持健康状态。但训练时要时刻关注老年人的耐受程度、心肺功能，遵循老年人平衡训练的原则，掌握训练的方法，确保老年人的安全。

【护理措施】

1.平衡训练的原则：①从稳定体位开始逐渐进展到不稳定体位；②逐步缩小人体支撑面积和提高身体重心；③从睁眼状态过渡到闭眼状态；④从静态平衡进展到动态平衡，保持稳定的前提下逐步增加头颈、躯干和四肢的控制力。

2.平衡训练的方法：

（1）坐位平衡训练：利用长坐位、端坐位进行训练，逐渐缩小基底面积，保持稳定姿势的同时进行各方向伸触练习。坐位平衡训练适合长期卧床、平衡能力较差的老年人。

（2）跪位平衡训练：根据老年人的具体情况，在帮助和独立两种情况下完成膝手卧位－4点支撑－3点支撑－2点支撑－跪位行走，躯干与地面平行，呈一条直线，骨盆不要旋转。

（3）坐－立－坐训练：老年人完全坐在椅子上，双脚平放于地面，躯干前倾，双手支撑椅子臀部发力站起。从立位回到坐位时，躯干前倾，同时臀部向后移动坐下。可根据具体情况调整椅子的高度，高度越低，难度越大。当能力得到改善时，可双手交叉放于胸前进行无支撑的坐－立－坐训练。

（4）立位平衡训练：站立位进行重心左右转移、骨盆前后倾以及外力作用下的重心变化控制。可逐渐进阶：足尖对足跟站立－单腿站立（静态）－单腿站立（动态）－不稳定面上站立－立位平衡反应训练。每种姿势下保持稳定10秒，逐渐增加练习时间，在不引起疲劳的情况下每天多次练习，不稳定面可选用枕头或软垫，可将立位平衡训练融入日常生活，如足尖对足跟站立或单腿站立姿势下刷牙、看电视。

（5）行走训练：倒退行走－足跟行走－足尖行走－足尖对足跟行走－侧方行走－8字绕圈走，每种类型走10步。根据老年人身体情况可增加强度，可每天练习，有利于行走恢复和步速改善。

（6）其他训练：太极拳、五禽戏、八段锦等传统养生功法柔和缓慢、安全易学，可以提高老年人的四肢肌力和平衡功能。

3.平衡训练的注意事项：①在栏杆或双杠附近进行练习，老年人可以抓住以保证安全；不要在锋利边缘附近进行锻炼；确保地板干净，没有杂物。②平衡训练与肌力训练结合，在提高老年人平衡能力、预防老年人跌倒方面有显著效果；肌力训练应包括臀中肌、股四头肌、腘绳肌、小腿三头肌、核心肌群等；③当肌肉力量/耐力运动、柔韧性训练、平衡训练同时进行时，应该先进行平衡训练；对于平衡功能受损的老年人，不恰当的训练顺序会增加意外损伤的风险。

知识点链接

[1] 中国老年保健医学研究会 . 居家老年人运动功能评估与干预专家共识 [J]. 中国老年保健医学杂志,2018,16(3)：52-56.

[2] 中华医学会老年医学分会 . 老年患者衰弱评估与干预中国专家共识 [J]. 中华老年医学杂志 .2017.36(3)：251-256.

十九、如何应用疼痛管理促进老年髋关节置换术患者的术后康复？

【关键词】

疼痛管理；髋关节置换术

【评估】

1. 评估疼痛的部位、性质、强度、发生时间及相关因素等。

2. 评估患者的生理功能、意识情况及心理状态等。

3. 评估患者的既往病史、有无相关合并症等。

【原因/表现】

髋部骨折是老年患者常见的外伤性疾病。98％老年髋部骨折需要采用外科治疗，手术能改善患者的预后。术后疼痛是临床上最常见和最需紧急处理的急性疼痛。术后疼痛增加氧耗量，导致冠心病患者心肌缺血及心肌梗死的危险性增加；疼痛使患者无法有力地咳嗽，呼吸道分泌物难以清除，术后肺部并发症风险增加；胃肠蠕动因疼痛而减少，延迟胃肠功能恢复；由于限制机体活动，加之神经内分泌应激反应增强，引发术后高凝状态。可能会促进深静脉血栓形成；疼痛同时会导致患者焦虑、恐惧、无助、不满、受挫、沮丧等心理负面因素加重，并产生睡眠障碍。而老年患者因为生理功能原因，本身合并多种慢性病，所以术后疼痛更是严重影响老年患者睡眠，诱发谵妄，降低了患者的生活质量，也延缓了患者术后的康复。

【护理措施】

1. 建立镇痛团队：病房成立镇痛团队，同时建立术后疼痛的处理流程。

2. 疼痛评估：选择合适的评估工具，量化疼痛强度。评估应做到固定时间间隔，原则上为静脉给药后 5~15 分钟、口服用药后 1 小时，药物达最大作用时评估治疗效果，同时在给予镇痛药物后 3~4 小时再次评估。

3. 准确的治疗效果评估：记录治疗效果包括不良反应，疼痛治疗结束时由患者对医护人员处理疼痛的满意度及对整体疼痛处理的满意度分别做出评估。

4. 个体化镇痛：要考虑到老年患者身体的基础状况、合并症等，通过个体化镇痛使得患者在应用最小药物剂量的情况下达到最佳的镇痛效果。

5. 密切关注药物的不良反应：老年患者术后过度镇静容易导致肺部并发症、诱发谵妄、延迟康复，故要密切关注药物的不良反应。

6. 健康教育：重视健康宣教，疼痛的健康宣教是从患者入院即开始直到出院，贯穿住院的全程。

二十、如何应用主动循环呼吸技术训练指导肺癌患者术后康复？

【关键词】

老年肺癌；主动循环呼吸技术（active cycle of breathing technique，ACBT）

【概念】

主动循环呼吸技术是一种灵活、可自主控制的弹性治疗和康复呼吸训练模式，主要由呼吸控制（breathing control，BC）、胸部扩张（thoracic expansion exercises，TEE）和用力呼气技术（forced expiration technique，FET）组成。与传统理疗相比，ACBT 具有迅速清除呼吸道分泌物、增强咳嗽排痰能力、训练肺功能并让患者感到舒适的特点，符合快速肺康复的要求。

【 评估 】

1. 评估患者的配合情况。

2. 评估患者排痰量、咳嗽排痰能力。

3. 评估患者的活动能力。

【 护理措施 】

1. 1 个完整的 ACBT 由 4~6 个呼吸控制、3~5 个胸部扩张训练、3~5 个用力呼气技术组成。ACBT 每步动作的次数及循环频率是灵活的，但每次循环都要包含全部动作，并将呼吸控制穿插其中。训练前嘱患者处于端坐位或半坐卧位，双肩放松。

（1）呼吸控制的方式：先深慢呼吸 3 次，最后 1 次吸气后屏住 3 秒，然后进行中等到低等程度的缩唇式呼气，使得吸呼比达 1 ：（2~3），连做 4~6 次，以清理周围呼吸道分泌物。

（2）胸部扩张训练的方法：主动深吸气后，感受胸廓隆起，被动式放松呼气，连做 3~5 次以振动分泌物。

（3）用力呼气技术的方法：当感受分泌物到达中央大气道后，深吸气，用腹部力量主动用力回收腹部，同时张口呼气时发出 2~3 个低等程度哈气（被迫式的叹气），再重复深吸气，呼气时努力发出 2~3 个大力哈气，连做 3~5 次后，再进行呼吸控制。完成以上动作后，进行咳痰训练，嘱患者将残余的深部痰液咳出，促进肺膨胀。

2. 鼓励患者每次重复 3~5 个循环，每次坚持 15~20 分钟，每日至少完成 5 次 ACBT 训练。

3. 分阶段加强训练。老年患者记忆力下降，熟练掌握动作要领较慢。因此，术前干预重点在于通过小组成员相互支持和经验交流，加强动作技巧的娴熟度。术后老年患者体力迅速下降，疲劳、虚弱、疼痛、情绪低落，使肺康复的自信心降低。此阶段注重在缓解疼痛的基础上，尽早恢复患者训练的自信心，主动疏导不良情绪并鼓励其克服困难。术后第 1~3 天逐步加强训练强度，督促患者早期下床活动，迅速清除痰液，增加舒适度。鼓励患者以自身的进步作为训练成功的衡量标准，避免与其他病友比较而产生低落情绪。通过病友示范、小视频、小册子和宣传海报等措施，增加训练的趣味性。

【 拓展 】

痰液潴留判定标准

临床指征	评估方法	是否必须具备
听诊痰鸣音	可于床边听到或听诊闻及痰鸣音，在患者的胸骨上窝、锁骨中线第2肋间、腋中线第6肋间左右对称部位听诊痰鸣音，每个部位至少听诊1个完整的呼吸周期，任何一个部位听到痰鸣音，则判断患者存在该项指征	必须具备
无效咳嗽	嘱患者咳嗽，依据患者咳嗽的情况进行评分，0分＝无咳嗽，1分＝无可见必须具备的咳嗽，2分＝可听见较弱的咳嗽，3分＝可听见明显的咳嗽，4分＝剧烈咳嗽，5分＝连续多次的剧烈咳嗽。＜3分则判断患者存在该项指征	必须具备
主诉有痰咳不出	询问患者是否有痰咳不出，如果是，则判断患者存在该项指征	可具备
血氧饱和度降低	记录患者即刻的经皮血氧饱和度，＜90％则判断患者存在该项指征	可具备
发绀	口唇、趾(指)甲等皮肤较薄、色素较少和毛细血管较丰富的部位呈青紫色改变。根据患者客观表现进行评估	可具备
呼吸困难	患者主观上感到空气不足、呼吸费力，客观表现为呼吸运动用力，可出现三凹征，伴有呼吸频率、深度和节律改变，甚至出现张口呼吸、端坐呼吸等。询问患者是否存在呼吸困难，或者根据患者客观表现进行评估	可具备

【评价】

    1. 术后排痰量增多。

    2. 咳嗽排痰能力增强，能迅速清除呼吸道分泌物。

知识点链接

[1] 杨梅，钟就娣，张俊娥，等. 老年肺癌手术患者主动循环呼吸技术训练自信心培养的效果评价 [J]. 中华护理杂志,2018,53(5)：523-527.

[2] 何静婷，喻娇花，王思桦. 主动呼吸循环技术促进肺癌术后患者肺复张的效果分析 [J]. 临床外科杂志,2018,26(3)：208-211.

[3] 张会芝，刘雪娇，郭桂芳. 非人工气道老年患者痰液潴留判定标准的构建研究 [J]. 中华护理杂志,2017,52(6)：707-711.

二十一、如何为老年膀胱过度活动症患者制订膀胱训练计划？

【关键词】

    老年膀胱过度活动症（overactive bladder，OAB）；膀胱训练

【概念】

    膀胱过度活动症由尿急、急迫性尿失禁（UUI）、尿频、夜尿四个密切相关的症状组成。OAB 也可能是老年人身体虚弱的一个标志。

【评估】

    1. 液体管理，患者目前的液体摄入情况。

    2. 排便通畅情况，有无便秘发生。

    3. 体重是否超标、肥胖。

    4. 是否吸烟。

【护理措施】

1. 生活方式转变和行为训练：建立良好的生活方式，主动干预膀胱排尿方式，以重建排尿间歇时间，主动控制 OAB 不良症状。

2. 膀胱训练计划：根据患者的个体情况制订适合每例患者的个性化方案，让患者主动参与全过程，与患者共同讨论病情，制订干预计划，同时强调出院后延续性治疗的重要性。

3. 膀胱训练方法：

（1）方法一：延迟排尿。延长排尿间隔时间，逐渐使每次排尿量大于 300ml。要求患者根据排尿时刻表每 30~60 分钟排尿一次，排尿间隔时间将每周增加 15~30 分钟，直到排尿间歇达到 3~4 小时为止。

（2）方法二：定时排尿。排尿间隔时间以患者排尿日记中体现的排尿间隔时间为基础，患者需要按照时间要求排空膀胱。如果患者在排尿时刻表之前有尿急，则应运用控制尿急的技巧压抑尿意，应用放松疗法，缓慢深呼吸练习放松膀胱，延迟尿急感觉，转移注意力，教会患者行定时的盆底肌收缩。

【拓展】

膀胱过度活动症评分（OABSS）问卷表

问题	症状	频率/次数	得分(请打√)
1. 白天排尿次数	从早晨起床到晚上入睡的时间内，小便的次数是多少？	≤7	0
		8~14	1
		≥15	2

续表

问题	症状	频率/次数	得分(请打√)
2. 夜间排尿次数	从晚上入睡到早晨起床的时间内，因为小便起床的次数是多少?	0	0
		1	1
		2	2
		≥3	3
3. 尿急	是否有突然想解小便、同时难以忍受的现象发生?	无	0
		每周＜1	1
		每周≥1	2
		每日＝1	3
		每日2~4	4
		每日≥5	5
4. 急迫性尿失禁	是否有突然想解小便、同时无法忍受并出现尿失禁的现象?	无	0
		每周＜1	1
		每周≥1	2
		每日＝1	3
		每日2~4	4
		每日≥5	5
总得分			

注：1. OAB 的诊断标准：问题 3（尿急）的得分≥2 分，且总分≥3 分

2. OABSS 对 OAB 严重程度的定量标准：

3≤得分≤5	轻度 OAB
6≤得分≤11	中度 OAB
得分≥12	重度 OAB

【 评价 】

通过膀胱训练对 OAB 患者实施干预，患者排尿症状改善，坚持治疗，生活质量改善。

知识点链接

[1] 盛国滨，苏航，刘长燕，等 . 老年膀胱过度活动症病人的治疗策略：2017 版加拿大指南解读 [J]. 实用老年医学杂志，2019,33(1)：99-101.

[2] 国家卫生健康委员会急诊医学质控中心 . 中国泌尿外科疾病诊断治疗指南（2014 版）[M]. 北京：人民卫生出版社，2013.

[3] 徐土珍，孙秋华 . 行为疗法在膀胱过度活动症中的应用进展 [J]. 中华护理杂志，2012,47(1)：90-91.

[4] CORCOS J, PRZYDACZ M, CAMPEAU L, et al. CUA guideline on adult overactive bladder [J].Can Urol Assoc J,2017,11(7)：E323.